Da gravidez aos cuidados com o bebê

Dados Internacionais de Catalogação na Publicação (CIP)
(Câmara Brasileira do Livro, SP, Brasil)

Mehoudar, Anna
Da gravidez aos cuidados com o bebê : um manual para pais e profissionais / Anna Mehoudar. — São Paulo : Summus, 2012.

Índice remissivo
ISBN 978-85-323-0790-3

1. Bebês - Cuidados e tratamento 2. Bebês - Desenvolvimento. 3. Cuidados pré-natais 4. Gravidez - Obras de divulgação 5. Pais e bebês 6. Pediatria 7. Puericultura I. Título.

12-09412 CDD-618.2

Índice para catálogo sistemático:

1. Gravidez : Obstetrícia 618.2

www.summus.com.br

Da gravidez aos cuidados com o bebê

Um manual para pais e profissionais

Anna Mehoudar

summus editorial

DA GRAVIDEZ AOS CUIDADOS COM O BEBÊ
Um manual para pais e profissionais

Editora executiva: **Soraia Bini Cury**
Editora assistente: **Salete Del Guerra**
Projeto gráfico e diagramação: **Acqua Estúdio Gráfico**
Ilustrações: **Flavia Mielnik** (artísticas) e **Caroline Falcetti** (técnicas)
Capa: **Marianne Lépine**
Imagem de capa: © **Cheryl Zibisky/Getty Images**
Impressão: **Sumago Gráfica Editorial**

Summus Editorial
Departamento editorial
Rua Itapicuru, 613 - 7.° andar
05006-000 - São Paulo - SP
Fone: (11) 3872-3322
Fax: (11) 3872-7476
http://www.summus.com.br
e-mail: summus@summus.com.br

Atendimento ao consumidor
Summus Editorial
Fone: (11) 3865-9890

Vendas por atacado
Fone: (11) 3873-8638
Fax: (11) 3873-7085
e-mail: vendas@summus.com.br

Impresso no Brasil

Para meus filhos,
João e Fernando

À memória de meus pais,
Samuel e Rebecca

SUMÁRIO

PREFÁCIO

A Bíblia nos conta que "D'us tomou o homem e o colocou no Jardim do Éden para trabalhá-lo e guardá-lo. D'us ordenou ao homem dizendo: Tu podes comer de toda árvore do jardim. Mas da Árvore do Conhecimento do bem e do mal não comas, pois no dia em que comeres dela morrerás".[1]

A mulher, ao ser interpelada por D'us, admite ter sido seduzida pela serpente e comido da Árvore proibida, ao que Ele responde: "Aumentarei bastante teu tormento e tua gravidez. Será com tormentos que darás à luz filhos. Tua paixão será para teu marido, e ele te dominará".[2] A mulher foi condenada por D'us a submeter-se à ordem biológica.

Santo Agostinho (354-430), além de insistir no aspecto doloroso da condição do parto, acrescenta que o homem nasce entre urina e fezes, apontando para o impuro e terrestre da genitalidade, qualidades que se estendem à concepção e à sexualidade, assim marcada pela ideia do pecado.

Ao mesmo tempo, a antropologia nos convida a outro olhar sobre esse momento privilegiado de passagem que traz um ser à vida. Em um grupo de nativos da tribo dos Pés-Chatos[3], homens, mulheres e crianças, caçavam num dia gelado de inverno; uma das mulheres atrasou-se um pouco em relação ao restante do grupo, desceu do cavalo, estendeu uma pele de búfalo sobre a neve e deu à luz um menino. A expulsão do bebê fez-se instantaneamente. Prestou ao filho e a si mesma os cuidados sumários que o momento permitia, embrulhou o bebê numa peça de vestuário, voltou a montar seu cavalo e juntou-se ao grupo antes mesmo que sua ausência tivesse sido notada. Nesse caso, o parto é um acontecimento que diz respeito às mulheres e se dá à margem do grupo, conforme foi descrito.[4]

---

1. Kaplan, R. *A Torá viva*. São Paulo: Maayanot, 2003, p. 8.
2. *Ibidem*, p. 14.
3. Tribo indígena que vivia na costa do Pacífico dos Estados Unidos.
4. Barbaut, Jacques. *O nascimento através dos tempos e dos povos*. Lisboa: Terramar, 1991.

Foi a partir da Idade Média que os homens, como gênero, começaram a entrar no espaço do parto. Este começa a ser estudado como mecanismo físico quando a medicina incorpora a cirurgia. A Igreja Católica colabora com essa mudança ao considerar o corpo feminino inerentemente defeituoso, transferindo os partos para o saber médico, que passa então a fazer as intervenções necessárias. A história do parto, na cultura ocidental, retrata o percurso doloroso das mulheres que podemos até mesmo qualificar de desumano[5]. A necessidade de incisão como recurso extremo para o nascimento traduz as dificuldades do parto, descritas em documentos tais como o *Riga Veda*, o mais antigo livro dos hindus, e o *Talmude* dos judeus, passando pelos testemunhos dos gregos, romanos e árabes até o século XIX, quando se descobrem a anestesia e a assepsia.

A religião, a antropologia e a medicina dão à gravidez e ao parto determinados lugares e sentidos na história da civilização, que se superpõem e se entrelaçam.

O trabalho de Anna Mehoudar leva em conta as heranças culturais que de um modo ou de outro se fazem presentes entre nós. Depois de muitos anos ouvindo e compartilhando as ansiedades de gestantes e de seus companheiros, num trabalho desenvolvido em conjunto com obstetras, pediatras e enfermeiras, a autora recolheu perguntas e inquietações que aparecem com frequência nas reuniões de preparo para o parto e para os cuidados com o bebê.

As informações contidas neste livro, os esclarecimentos para os diferentes mal-estares que as mulheres experimentam no período gestacional, a explicitação dos fenômenos fisiológicos que acompanham a gestação e o parto têm desdobramentos importantes. Se de um lado desmistificam os processos envolvidos na gravidez e no parto, de outro dão a esse período o lugar, a atenção, o valor que podem ter na vida da mulher e do homem.

O fio condutor do trabalho da autora, como psicanalista, é fornecer a cada um a possibilidade de ter um papel ativo na espera do filho, acompanhando *pari passu* as modificações psíquicas e corporais que vão se dando durante a gestação. O trabalho também permite que homens e mulheres se preparem para o nascimento de um filho, com todas as implicações que esse acontecimento pode ter. Isso demanda perguntar-se, entrar em contato com as fantasias, às vezes tão estranhas, formular temores, retomar lembranças, rever teorias sobre o nascimento, implicar-se com questões ligadas a tornar-se mãe e pai...

A obra contém informações que ora se referem a detalhes dos quais as pessoas só se dão conta no momento em que eles fazem falta, ora parecem tão evidentes que as perguntas correspondentes não chegam a ser formuladas. Mas estar de posse de uma

---

5. THORWALD, J. *O século dos cirurgiões*. Curitiba: Hemus, 2001.

informação no decorrer da experiência pode fazer diferença na tranquilidade que uma expectativa cumprida traz.

O livro pede cuidado e discernimento no uso. Traz muitas informações, de diferentes níveis de complexidade, que podem suscitar conteúdos ligados ao universo das emoções, das fantasias inconscientes, dos temores infantis, das crendices. É isso que faz que ele constitua um valioso instrumento psicoprofilático: pode ajudar o profissional a identificar as gestantes que, por diversas razões, exigem um acompanhamento mais cuidadoso e próximo; pode ainda convidar a gestante e seu companheiro a buscar ajuda inspirados pelas questões que o texto suscita. O que demanda atenção no uso é o que lhe confere, ao mesmo tempo, mais valor como instrumento de diagnóstico e descoberta. Tem dupla função: é fonte de informação tanto para pais quanto para profissionais da área de saúde envolvidos e implicados no trabalho com a perinatalidade.

A autora traz como pano de fundo a subjetividade. Tomar um papel ativo no processo gravídico-puerperal aponta para a possibilidade de os pais colocarem em palavras sua experiência, isto é, subjetivá-la. Para a psicanálise, todo processo corporal produz registros psíquicos, e essa inscrição retira desse período sua dimensão natural, isto é, a gravidez e o parto não se esgotam em um fato biológico. Lembramos que uma mesma causa (aqui o nascimento de um filho) não se desdobra nos mesmos efeitos. Os processos inconscientes de cada um dos envolvidos resultam em experiências únicas. O universal que há em cada processo de procriação se entrelaça com experiências singulares, distintas.

Uma das preocupações de Anna Mehoudar é criar, com esse trabalho de preparo para a maternidade e a paternidade, um espaço de troca e experiência, fazendo da gestação e do nascimento um processo de crescimento e conquista.

Cada mãe e cada pai está sob determinações inconscientes que se estabelecem na sua experiência como filhos, determinações que atravessam gerações. Quando verbalizadas e devidamente processadas, podem dar ao filho que chega novas possibilidades. Assim, esta obra ultrapassa a gestação e alcança o filho que chega.

Eva Wongtschowski
Psicanalista

INTRODUÇÃO

Toda criança que nasce abre uma porta de luz.[6]

Diferentemente de outras espécies, os seres humanos não têm um jeito único de namorar, gestar, parir, cuidar e educar. Não existem cadeias pré-registradas de comportamento: precisamos todos descobrir o que fazer e como fazer.

No final da década de 1970, alguns casais começavam a sustentar práticas que não combinavam com aquelas oferecidas pelos médicos e maternidades – entre elas, a presença constante do pai, o banho do bebê, o aleitamento materno em sala de parto, mãe e bebê no mesmo ambiente, a episiotomia[7] e a analgesia não rotineiras e a exclusão da mamadeira de glicose dos berçários. Alguns médicos questionavam a prática obstétrica institucionalizada e ofereciam o parto domiciliar como alternativa. Hoje, as maternidades atendem a quase todas as reivindicações daqueles anos.

Recém-formada em Psicologia pela Pontifícia Universidade Católica de São Paulo (PUC-SP), em 1982 fui convidada a participar das reuniões clínicas e científicas que regularmente aconteciam no consultório da dra. Ceci Mendes e da dra. Rosa Clauzet com o objetivo de ampliar o conceito de assistência ao pré-natal e ao nascimento. O ambiente científico era fértil e a clínica obstétrica, diferenciada. O aporte preventivo em grupo não estava formalizado, mas devagar foi ganhando contornos com a aproximação de profissionais de diferentes áreas. Algo novo começava a ganhar forma e expressão. Em 1984 nascia o Grupo de Apoio à Maternidade e Paternidade (Gamp), dirigido a gestantes e acompanhantes. Atualmente nosso programa de educação e prevenção fecha um ciclo: o casal, como célula matriz da família, é acompanhado por médicos, enfermeiros e psicólogos desde a gravidez até a primeira infância dos filhos. A relação

---

6. Frase de Rebecca Mehoudar, mãe da autora, ao saber da chegada de seu primeiro neto.
7. Incisão efetuada na região do períneo (área muscular entre a vagina e o ânus) para ampliar o canal de parto. Há divergência entre as escolas médicas quanto à necessidade de realizar o procedimento em todos os trabalhos de parto. Veja a p. 59.

médico-paciente, médico-casal e equipe-casal mantém-se e buscamos consolidar a relação equipe-família.

Acompanhei um sem-número de gestantes e parceiros em grupos de preparação para o parto e cuidados com o bebê. Também tive o privilégio de acompanhar homens e mulheres, pais e mães, em atendimento domiciliar pós-parto e em rodas de pais no consultório, em empresas, organizações não governamentais e espaços públicos de saúde e educação. O trabalho aconteceu em diferentes formatos, sobretudo em parceria com obstetras, enfermeiras e pediatras do Gamp, além de contar com o apoio de outros psicanalistas. Encontrei na psicanálise e no seu exercício clínico o chão para pensar sobre a origem e o originário, a herança psíquica e a formação da subjetividade, a perinatalidade e a transmissão intergeracional, o corpo banhado pelo afeto e pela linguagem.

Desde o início, o trabalho com grupos foi fundamental. No grupo, cada participante pode se identificar com as dificuldades do outro; pode formular dúvidas e ansiedades e, na conversa com o parceiro, alinhavar um modelo próprio de família. A participação no grupo também tende a facilitar a consulta obstétrica, uma vez que o médico dificilmente teria tempo para responder a tantas perguntas e questionamentos.

A participação dos homens também foi importante. Na década de 1980, eles eram completamente excluídos do pré-natal, como ainda acontece em muitos lugares. A gravidez, o parto e os cuidados com os bebês eram um assunto restrito aos médicos e às mulheres. Finalmente a participação masculina foi entendida como fundamental para a família. Incluí alguns depoimentos de homens que participaram do nascimento de seus filhos em posição privilegiada de observação e envolvimento.

Uma proximidade produtiva com a dra. Rosa Maria Clauzet, falecida em 1991, permitiu a escrita conjunta de textos com abordagem médica e psicológica. Na forma de apostilas temáticas, eram distribuídos em diferentes etapas do pré e do pós-natal. Parte de seu conteúdo, revisado, integra este livro. A seu convite, participei do Programa de Psicologia do Setor de Ginecologia Endócrina do Hospital Beneficência Portuguesa ao longo de 18 meses.

Em todos esses anos, continuei investigando qual seria a melhor forma de "preparar" homens e mulheres para o desafio da paternidade e da maternidade. Em momentos de transformações como as que estão em pauta, no anúncio de um filho, a escuta e a intervenção clínica – sejam elas médicas ou psicológicas – precisam transitar em um leque ampliado de "normalidade". Um leque que inclua não apenas a singularidade e a inventividade, mas também o desconforto e o risco.

Este livro teve como origem um programa de capacitação para profissionais da saúde. No entanto, sua abordagem, em linguagem não técnica e dividida em temas, torna-o de fácil leitura para pais e mães. A transmissão é o desafio que agora se apresenta.

Anna Mehoudar

1

VIRA, VIROU: A MATERNIDADE E A PATERNIDADE EM CONSTRUÇÃO

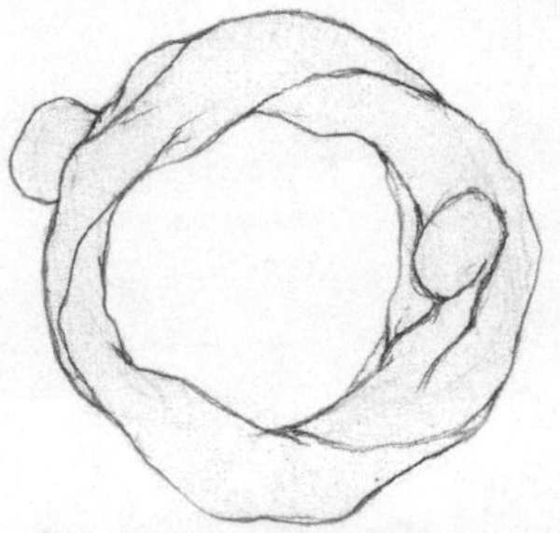

O encontro do corpo da criança com o corpo da mãe é o encontro com os ancestrais. O corpo materno é lugar de muitos. Ele carrega os traços daqueles que foram significativos na história da mãe e também a tradição sociocultural do grupo étnico ao qual ela pertence.[8]

Assim como a história do filho que está sendo gerado, a história de cada um dos pais começa com os próprios pais. Eles se inspiram no modo como foram cuidados para, por sua vez, carregar, consolar, cuidar e alimentar o filho. Essas experiências, que possibilitam a construção do materno e do paterno, estão ancoradas na história de cada um e na história de seu tempo. Palavras, cheiros, ambientes, situações. Nossos avós cuidaram dos filhos de um jeito e nossos pais de outro. Ambos acertaram e também poderiam ter feito melhor. Cada geração dá um salto na história para dar a sua resposta à cultura.

Os pais têm sonhos e projetos, certezas e incertezas. Muitos se perguntam se serão capazes de gerar, de reagir às necessidades do filho, garantir a sua vida e o seu desenvolvimento. Também querem saber se serão capazes de se transformar e aprender com os filhos. Na gestação, pai e mãe aproximam tempos e vivências que nem sempre conseguem ser nomeadas. É o "vira, vira, virou", uma alusão ao traço lúdico que toda criança evoca.

VIRA, VIRA, VIROU... VIRANDO MÃE, PAI E FILHO

Diferentes momentos. Diferentes corpos. Diferentes nomes.

O bebê nasce menina. A menina vira moça, que vira mulher. Quando engravida, a menina-moça, mulher, vira gestante. No processo do parto, é parturiente. E logo vira

8. Safra, Gilberto. *A face estética do self.* 2. ed. São Paulo: Unimarço, 1999, p. 102.

puérpera. Quando começa o aleitamento, vira nutriz... Seus seios viram mamas. E as mamas viram seios. Vira, virou... Nasce filha, torna-se mãe. Mas continua filha. E sua mãe vira avó. Mas também pode virar sogra.

*

Diferentes momentos. Diferentes corpos. Diferentes nomes.

O bebê nasce menino. O menino cresce e vira jovem, que vira homem. Quando engravida uma mulher, o homem vira pai. Vira, virou... O homem vira pai? Vira, vira, virou. Nasce filho, torna-se pai. Mas continua filho. E o seu pai? O pai vira, virou avô. Mas também pode virar sogro.

*

Diferentes momentos. Diferentes corpos. Diferentes nomes.

O ovo vira embrião. O embrião vira, virou feto. Será menino ou será menina? Antes da 37.ª semana nasce um prematuro. Depois o feto está quase pronto. Basta esperar. Da 40.ª à 42.ª semana o bebê precisa nascer. Quando nasce, o feto vira bebê. Vira, vira, virou. É a cara do pai ou a cara da mãe? Que nome terá? O bebê vira filho. Nascem um pai e uma mãe. Podem nascer irmãos, tios, primos, avós, madrinhas e padrinhos. A família cresce.

2

DIFERENTES POSTURAS CLÍNICAS NO PRÉ-NATAL

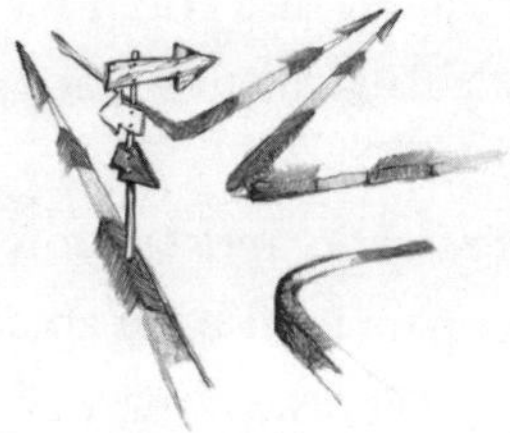

Como responder à recomendação da Organização Mundial da Saúde (OMS) de um índice máximo de 15% de partos cirúrgicos? O perfil dos nascimentos no Brasil justifica a articulação do governo, das universidades e de diferentes grupos e organizações da sociedade civil[9]. Vamos apenas aos números:

- O Brasil registra 43% de cesarianas: 35% no Sistema Único de Saúde (SUS) e 80% nos planos de saúde e hospitais particulares.[10]
- A cidade de São Paulo registra 53,4% de cesarianas (2010). Os partos cirúrgicos tiveram aumento gradativo em dez anos: saltaram de 77,3% (2001) para 85,2% (2010) na rede privada e de 30,7% (2001) para 32,5% (2010) na rede pública[11].

Esse panorama leva a gestante e seu parceiro a transitar entre diversas abordagens de assistência à saúde. A grande maioria fica muito confusa e tem poucos critérios para tomar decisões. É aconselhável que os pais identifiquem posturas radicais e seus desdobramentos e ponderem as escolhas possíveis em cada situação. De forma sucinta, três

9. A Comissão de Parto Normal, composta pela Agência Nacional de Saúde Suplementar (ANS), pelo Conselho Federal de Medicina (CFM), pela Federação Brasileira das Associações de Ginecologia e Obstetrícia (Febrasgo) e pela Sociedade Brasileira de Pediatria (SBP), realizou pesquisa nacional com ginecologistas e obstetras para conhecer a percepção desses profissionais sobre o parto normal e identificar as razões do elevado índice de cesarianas. Fonte: Agência Nacional de Saúde Suplementar (ANS): http://www.ans.gov.br/index.php/a-ans/sala-de-noticias-ans/ a-ans/846-comissao-de-parto-normal-esforco-em-conjunto-entre-ans-e-cfm. Data de acesso: 25 de junho de 2012.

10. Fonte: http://www.ibge.gov.br/home/estatistica/populacao/indic_sociosaude/2009/indicsaude.pdf. Data de acesso: 20 de junho de 2012.

11. Fonte: Secretaria Municipal da Saúde de São Paulo. Coordenação de Epidemiologia e Informação. Dez anos de Sinasc. *Boletim CEInfo – O perfil dos nascimentos na cidade de São Paulo*, ano VI, n. 4, abr. 2011.

posturas serão caracterizadas. Trata-se dos naturalistas, dos tecnicistas e dos humanistas.

Para os **naturalistas** basta a mulher dar voz a seu viés instintivo para que a sabedoria do seu corpo seja resgatada. O argumento combate a intervenção médica abusiva e aposta na potência do corpo feminino. Por outro lado, essa postura tende a retirar do nascimento suas marcas culturais e subjetivas. Uma habitante de um grande centro não pode parir como aquela de uma região desprovida de recursos médicos. Lá a presença da parteira é sustentada por uma transmissão oral que, inclusive, teria muito a acrescentar à prática médica. O profissional adepto da não intervenção, no limite, tende a impor um sofrimento desnecessário à mulher e ao recém-nascido, sobretudo se soma onipotência a uma formação acadêmica falha. Uma intervenção médica criteriosa pode ser um atalho para a saúde e até para garantir a continuidade da vida em situações inimagináveis no princípio dos tempos.

Os **tecnicistas** argumentam que é temerário e desnecessário apostar no corpo feminino. No limite, perguntam para que menstruar, sofrer para parir e até amamentar. O feminino fica apartado da ordem médica. Uma esportista brasileira de ponta fez uma declaração à imprensa justificando sua opção por um parto cirúrgico porque já havia sofrido em demasia com contusões provocadas pela prática do esporte. Ou seja, o parto sem dor, historicamente associado à consciência corporal, começava a ser associado com o parto cirúrgico e anestesiado. O "normal" passa a ser a opção pela cesariana. No entanto, sem uma indicação clínica rigorosa, o parto cirúrgico acumula fatores de risco para a mulher e para o bebê. O seu exercício abusivo é objeto de pesquisa nacional[12]. Os "cesaristas" tendem a justificar o planejamento dos médicos, das famílias e das maternidades criticando o domínio dos planos de saúde e a ineficiência da saúde pública. Instala-se assim, em um circulo vicioso alienante, uma cultura de temor ao processo do parto que, paradoxalmente, retrocede ao início dos tempos. Será que os tecnicistas aprenderam, na universidade, a conduzir e a se deixar conduzir por um processo de parto?

Os **humanistas** consideram tanto a potência do corpo feminino quanto a intervenção médica criteriosa. Avaliam e respeitam o tempo necessário ao parto e ao nascimento; dessa forma, as UTIs neonatais deixam de ser um retrato da intervenção médica desmesurada. O atendimento humanizado considera a observação e a escuta como

12. A pesquisa "Nascer no Brasil – Inquérito Nacional sobre Parto e Nascimento" estuda as condições de parto e nascimento no Brasil com 24 mil puérperas em todo o país. Fruto da parceria entre a Escola Nacional de Saúde Pública (EnsP) e a Fundação Oswaldo Cruz (Fiocruz), o trabalho é coordenado pela dra. Maria do Carmo Leapes, do Departamento de Epidemiologia e Métodos Quantitativos em Saúde da Escola Nacional de Saúde Pública Sergio Arouca. Site: http://www.ensp.fiocruz.br/nascernobrasil Data de acesso: 20 de junho de 2012.

fundamentos clínicos; oferece alternativas dignas ao uso excessivo da tecnologia e à má qualidade técnica e humana do atendimento. O ciclo gravídico-puerperal passa a ter uma história relacionada com a própria gestante e seu contexto. O ato de parir, em tese, assume a singularidade de uma impressão digital. Quem busca e quem propõe esse exercício preconizado, inclusive, pela Organização Mundial da Saúde? Alguns, apenas. Do humano também podemos esperar a omissão e a violência.

A formação acadêmica, a experiência clínica e o contexto de vida de cada profissional fazem que ele se identifique com determinada postura de trabalho. A gestante e seu parceiro, por sua vez, sentem maior confiança em certos perfis de atendimento. Na assistência à saúde primária, a qualidade do atendimento melhora quando há uma retaguarda compartilhada entre os profissionais, quando a relação médico-paciente e médico-casal evolui e se consolida na relação equipe-família. Este livro – que aposta no protagonismo paterno e materno – busca ajudar os pais e todos aqueles que trabalham com a perinatalidade a aprofundar afinidades e escolhas.

3

A GRAVIDEZ: TEMPO DE ESPERA

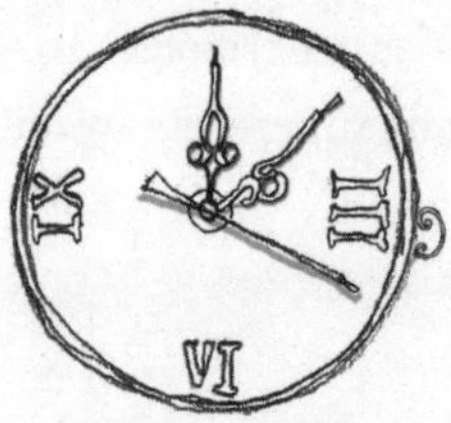

O feminino e o masculino não implicam, necessariamente, o materno e o paterno. Existem mulheres e homens que não podem ou decididamente não querem ter filhos. Sem querer ou de forma intencional, do encontro entre um homem e uma mulher pode nascer um novo ser humano. Da história de seu encontro pode começar uma nova vida. Junto com o bebê nascem um pai e uma mãe. Nasce uma nova família.

Existem diferentes modelos de família. As tradicionais, em que o casal partilha o cuidado e o sustento dos filhos, naturais ou adotivos. As mononucleares, formadas por um dos pais e seus filhos, biológicos ou adotivos. As famílias reconstituídas/recasadas, em que as crianças crescem e convivem com o recasamento de um dos pais biológicos e seus novos irmãos. Famílias formadas por casais homoafetivos (homens ou mulheres) e filhos, adotivos ou não – por lei, esses casais são autorizados a adotar. Famílias compostas por avós e netos, tios e sobrinhos, e assim por diante. Independentemente do cenário familiar, há sempre uma construção a ser feita: para sobreviver o bebê precisa da mãe ou de um adulto cuidador que exerça a maternidade.

A nova família pode se beneficiar de uma rede ampliada de apoio, mesmo que não tenha familiares próximos. Cabe buscar assistência médica competente, grupos de apoio ao pré-natal e pós-natal e informações que permitam o desenvolvimento da autonomia materna e paterna.

A CONFIRMAÇÃO DA GRAVIDEZ

A confirmação da gravidez surpreende e, na maioria das vezes, provoca um grande susto no homem, na mulher e na família. Pode ser uma alegria, mas também despertar medo e angústia. É assim mesmo: o primeiro trimestre é povoado de ambivalências.

A gravidez pode chegar na hora errada e com um(a) parceiro(a) inadequado(a). Essas situações são extremamente complexas e mobilizam o homem, a mulher, as famílias e as equipes de saúde. No entanto, a má aceitação da gravidez não significa necessariamente má aceitação do filho. Há muito trabalho pela frente, uma vez que diversas transformações e mudanças podem ocorrer.

Em silêncio, muitas mulheres se perguntam: "E agora? Como será a minha vida?" Inúmeros homens ficam assustados: "O que fazer? Como sustentar um filho?" Alguns podem se sentir confusos e temer pelo fim da própria liberdade. Tornar-se pai e mãe é para sempre.

Algumas mulheres logo desconfiam de uma possível gravidez, outras demoram a perceber. Às vezes os homens percebem que algo está diferente. Certas crianças afirmam que vem aí um irmãozinho... Intuições, sonhos e alguns sinais sugerem a gravidez, mas precisam ser comprovados por um médico. Observe:

- Ausência de menstruação.
- Seios doloridos e inchados.
- Náuseas, com ou sem vômitos.
- Sensibilidade aumentada a cheiros e sabores.
- Sonolência e cansaço.
- Vontade frequente de urinar.
- Aumento de peso ou inchaço.
- Sensibilidade emocional semelhante à do período pré-menstrual.

Testes e exames podem confirmar a gravidez:

O teste de farmácia detecta a presença de hormônio BHCG na urina. Tem resultado confiável uma semana após o atraso da menstruação. Adquirido em farmácias, pode ser realizado em casa e tem caráter confidencial.

O **exame de sangue** também detecta a eventual presença de BHCG no sangue. Solicitado pelo médico e realizado em laboratório, ele apresenta um resultado mais confiável que o teste de farmácia.

QUANTO TEMPO DURA UMA GESTAÇÃO?

A gestação dura em média 280 dias ou 40 semanas, podendo variar entre 38 e 42 semanas. O nascimento anterior a 37 semanas exige mais cuidados, pois o bebê é prematuro. Interromper a gestação sem esperar pelo início do trabalho de parto é arriscado e até prejudicial, salvo quando há uma indicação clínica precisa. Ou seja, nem todos os bebês estão prontos com 38 semanas. Completadas 42 semanas, com avaliação e acompanhamento médico, o bebê precisa nascer. No entanto, poucas equipes médicas no Brasil esperam até 41-42 semanas de gestação.

Veja a correspondência entre meses e semanas de gestação:

- 1.º mês – até a 6.ª semana
- 2.º mês – da 7.ª até a 10.a semana
- 3.º mês – da 11.ª até a 14.ª semana
- 4.º mês – da 15.ª até a 18.ª semana
- 5.º mês – da 19.ª até a 22.ª semana
- 6.º mês – da 23.ª até a 26.ª semana
- 7.º mês – da 27.ª até a 30.ª semana
- 8.º mês – da 31.ª até a 34.ª semana
- 9.º mês – a partir da 35.ª até a 38.ª semana

COMO CALCULAR A DATA PROVÁVEL DO PARTO?

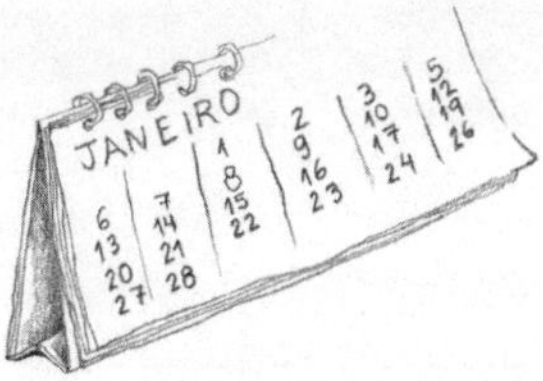

Mulheres com ciclos menstruais irregulares exigem uma pesquisa apurada por parte do médico para calcular a data provável do parto (DPP). Mulheres com ciclos regulares facilitam essa conta. Veja como funciona a tabela que permite ao obstetra chegar rapidamente à DPP:

- Anote a data da sua última menstruação (DUM): ___/___/____ (dia/mês/ano). Em função do mês em que ocorre a última menstruação, o cálculo terá uma pequena diferença. Lembre-se de que o bebê poderá nascer 14 dias antes ou depois da DPP.
- Se a DUM é de janeiro a março: some sete dias e nove meses e mantenha o ano. Exemplo: DUM 5/3/2011 = DPP 12/12/2011.
- Se a DUM é de abril a dezembro: some sete dias, diminua três meses e some um ano. Exemplo: DUM 5/10/2011 = DPP 12/7/2012.

A MULHER, O HOMEM E A GRAVIDEZ

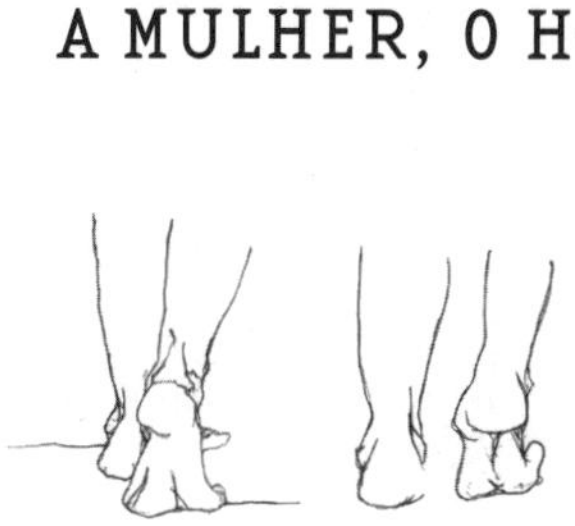

Na gravidez a diferença entre os sexos é radical. A luta pela igualdade de gênero e as importantes conquistas realizadas não anulam as diferenças impostas pela biologia. O corpo marca essa diferença. Por mais que homens e mulheres compartilhem o dia a dia com os filhos nesses tempos de transformações profundas e velozes, o corpo feminino ainda é o cenário da reprodução. E, mesmo considerando os avanços da tecnologia da reprodução assistida, os bebês não existiriam sem homens férteis e sem mulheres que emprestassem seus corpos para a gravidez, o parto e a amamentação.

As mulheres estranham as mudanças que ocorrem na gravidez. O seu corpo não é mais familiar nem para ela nem para o companheiro. Ela fica tão diferente que o homem muitas vezes não sabe o que fazer nem como ajudar. O corpo do homem também pode mudar em função da vivência psíquica da gravidez da parceira. Ele pode ter mais fome e ganhar peso, ter muito sono ou insônia, ter dor de cabeça ou no corpo. A presença e colaboração do pai são cada vez mais necessárias e reconhecidas.

O homem e a mulher beneficiam-se quando conseguem conversar e escutar o que cada um tem a dizer. Afinal o corpo mudou, a vida mudou e vem aí um bebê.

GRAVIDEZ E SEXUALIDADE

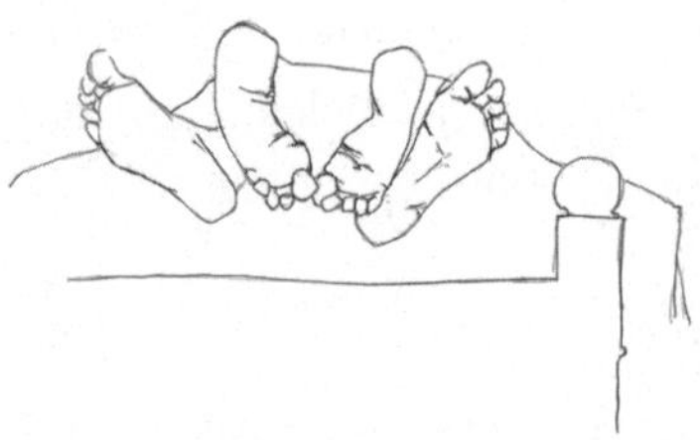

Em diferentes momentos da gestação, o homem e a mulher podem querer mais ou menos aproximação e sexo. O respeito e a conversa são fundamentais. Alguns homens podem ficar sexualmente inibidos com as mudanças do corpo feminino. Outros temem machucar o bebê, mesmo que saibam que ele está bem protegido no útero materno. Algumas gestantes tendem a pensar que o parceiro não se aproxima porque ficaram feias e não porque estão diferentes. Certos homens estranham o corpo feminino grávido. Determinadas mulheres evitam o contato porque mal conseguem dar conta das mudanças que a gestação provoca. E existem homens que se sentem no direito de fazer críticas e comentários grosseiros. Para esses homens, a mulher "engorda" na gestação. Cabe a ela posicionar-se e, no caso de violência, denunciar.

Despreocupados com a anticoncepção e munidos de bom humor, alguns casais aproveitam a gestação como uma oportunidade de encontro e reconhecimento mútuo. O estranho se torna familiar. No encontro sexual, qualquer posição é possível, desde que seja confortável para a mulher. O bebê pode até gostar e se sentir massageado quando o útero se contrai durante e logo após a relação sexual. Cabe inventar sempre. O casal não deve ter relações se a mulher sentir dor, se tiver sangramento ou caso haja orientação médica.

O PRÉ-NATAL

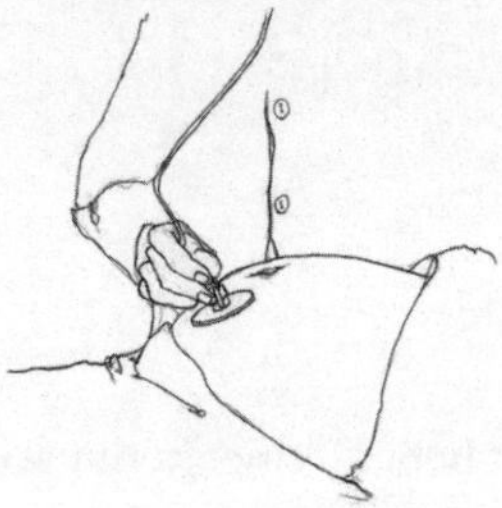

Assim que desconfiar de uma possível gravidez, a mulher deve procurar um médico de sua escolha ou o posto de saúde do bairro. O pai do bebê deve participar das consultas pré-natais sempre que possível. Até 32 semanas de gravidez, a mulher precisa fazer uma consulta por mês. De 32 a 36 semanas, uma consulta a cada 15 dias. E, até o nascimento, uma consulta por semana. Na gravidez de risco, faz-se necessário um maior número de consultas.

Em 2010, 77% das gestantes do município de São Paulo realizaram sete ou mais consultas no pré-natal, considerando-se a saúde pública e a particular. Em função do atendimento mais constante, o índice de mortalidade infantil diminuiu[13].

O Programa Mãe Paulistana, da Secretaria Municipal da Saúde, oferece assistência integral à gestante e ao bebê. Incentiva o atendimento nas Unidades Básicas de Saúde (UBSs) e nos hospitais do SUS. Nos últimos dez anos, os partos realizados na rede particular passaram de 61,8% para 55,2%, e os partos realizados na rede pública passaram de 38,2% para 44,8%. O município atende 80 mil gestantes e realiza dez mil partos por mês[14].

Na rede pública, a gestante recebe o Cartão da Gestante, que inclui as anotações feitas a cada consulta do posto de saúde. Ele deve ser carregado na bolsa e apresentado tanto na consulta quanto na internação. Na saúde privada, essas e outras informações ficam no prontuário médico. Veja que informações são registradas:

- Data da última menstruação (DUM)
- Data provável do parto (DPP)
- Número de semanas de gestação
- Frequência cardíaca do bebê
- Altura uterina[15]
- Tipo de sangue e fator RH
- Peso e pressão arterial

---

13. Pesquisa "Nascer no Brasil – Inquérito Nacional sobre Parto e Nascimento", *op. cit.*

14. Fonte: Secretaria Municipal da Saúde. Coordenação de Epidemiologia e Informação. Dez anos de Sinasc. Boletim *CEInfo – O perfil dos nascimentos na cidade de São Paulo*, ano VI, n. 4, abr. 2011.

15. A altura uterina indica o crescimento do bebê. É uma medida realizada pelo médico, com fita métrica, que vai do púbis até o fundo do útero.

- Presença ou não de inchaço
- Resultados de exames de rotina e outros
- Medicamentos receitados
- Vacinas aplicadas

Cuidados com a saúde da gestante

Ao cuidar de própria saúde, a mulher cuida da saúde do seu bebê. Fique atenta ao sono e à alimentação, peça orientações sobre os alimentos mais adequados (veja neste capítulo algumas dicas na p. 31) e caminhe com regularidade, observando a sua respiração. Devagar, tente coordenar o tempo da respiração com os seus passos a fim de deixar a expiração mais longa (maior número de passos) que a inspiração. Cuidado com o sol, principalmente no rosto, para evitar manchas na pele. Use um chapéu e protetor solar.

Cuide da saúde de seus dentes e gengivas. Mudanças de hábito, como refeições mais frequentes, e alterações hormonais exigem cuidados redobrados na gravidez. Escove os dentes e use fio dental após cada refeição e antes de dormir.

Fumar, ingerir bebidas alcoólicas e consumir diferentes drogas prejudica a saúde da mãe e do bebê. Nunca tome remédios sem recomendação médica.

Exames médicos maternos

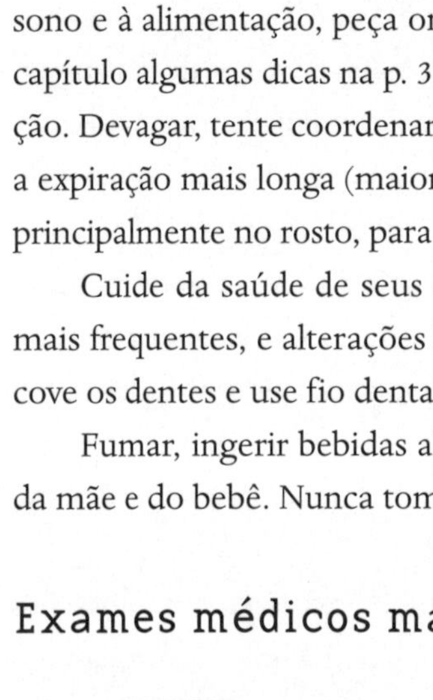

A maioria dos exames realizados no pré-natal tem caráter preventivo. Se você tiver alguma dúvida em relação a qualquer exame, pergunte por que ele está sendo solicitado, como é feito e, ainda, se é invasivo, desconfortável ou doloroso. Questione os riscos de cada exame e quando saberá o resultado. Peça informações claras e compreensíveis e não aceite explicações que você não entende. A seguir, apresentamos os exames de rotina solicitados à gestante. Em função dos resultados, poderão ser solicitados exames complementares.

Exame de sangue: indica o tipo sanguíneo e alterações que requerem cuidados.

Exame de urina: mede a predisposição à pré-eclâmpsia (hipertensão acompanhada de eliminação de proteínas pela urina ou de retenção de líquidos) e a presença de infecções que muitas vezes são responsáveis por partos prematuros.

Exame de fezes: indica a presença de vermes intestinais que debilitam a saúde da mulher.

Ultrassonografia: permite visualizar o bebê e acompanhar a evolução da gestação, além de observar os batimentos cardíacos do embrião após seis semanas.

Vacina antitetânica: é importante tomar duas doses durante a gestação e a terceira após o nascimento, se a gestante nunca foi vacinada. Ela precisa tomar a vacina após o 5.º mês, se foi vacinada há mais de dez anos ou não tomou as três doses no período de 12 meses.

Curso no pré-natal: para quê?

Participe de um grupo no pré-natal e de preferência convide o pai da criança para acompanhá-la. Esses grupos têm por objetivo deixar os pais mais seguros, mais atentos, menos ansiosos e mais colaborativos entre si.

Verifique se o curso tem uma abordagem excessivamente tecnicista. Prefira aquele que não seja apenas informativo, mas também propicie a troca de experiências entre os participantes. Todos têm muitas dúvidas e, nos grupos, a dúvida de uma pessoa esclarece a de outras.

Na gestação a mulher fica mais confiante quando aprende a observar o próprio corpo, a entender como funciona a gravidez e o processo de parto e como pode colaborar. O pai pode aprender o que observar, como colaborar e o que fazer. É importante criar soluções, inventar, ousar. Homens e mulheres que já são pais têm a oportunidade de viver uma nova experiência. É muito comum ouvir a seguinte frase: "Foi bom descobrir que podemos improvisar, senão corríamos o risco de achar que estávamos errados".

Algumas maternidades particulares e algumas equipes multidisciplinares oferecem cursos de preparação para o parto e de cuidados com o bebê. Cada vez mais, as empresas oferecem cursos regulares a funcionários(as), gestantes e cônjuges. Se você é usuária(o) da rede pública, informe-se na UBS mais próxima.

O CORPO DA MULHER

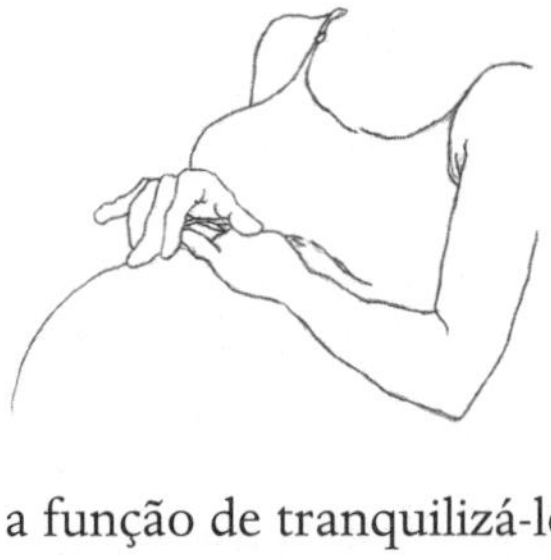

A atenção que a mulher dá ao próprio corpo amplia-se na gestação. Com uma espécie de lente de aumento, a mulher estranha e registra cada mudança na tentativa de entender o que percebe. O parceiro muitas vezes também desenvolve um olhar mais aguçado. Caberá ao médico, mês a mês, a função de tranquilizá-los. O sentido de observação cultivado no pré-natal favorece a observação e a interpretação do bebê no pós-natal.

Com uma consciência maior do seu corpo, a mulher é uma bússola preciosa para si mesma, para o companheiro, para o filho e para a equipe médica. A partir da observação, a mulher desenvolve uma espécie de percepção preventiva. Concentrada nas nuances daquilo que vive em seu interior, a mulher desconhece e estranha, mas aos poucos crê reconhecer e nomeia: isto é contração uterina, isto é movimento do bebê, isto é um pé, isto é a cabeça, isto faz parte da gravidez, isto eu ainda não sei o que é. Mais tarde pai e mãe estranham, observam e interpretam: isto é sono, isto é fome, isto é cólica, isto é raiva, isto é tristeza, aquilo nós ainda não sabemos.[16]

Peso e alimentação

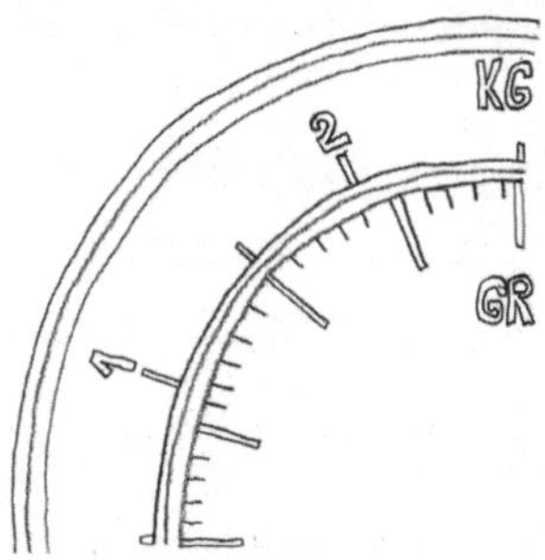

O aumento ideal de peso na gestação é entre nove e 12 quilos. Até o 3.º mês, a gestante pode manter o peso ou até mesmo perder peso. Do 3.º ao 6.º mês, deve ganhar mais ou menos um quilo por mês, pois o bebê está crescendo. A partir do 6.º mês, o crescimento do bebê é mais rápido e a gestante ganha cerca de dois quilos por mês. No final da gestação, a mulher deve pesar de nove a 12 quilos a mais que antes de engravidar. Veja como esse peso se distribui, considerando um ganho aproximado de dez quilos no final da gravidez:

- Peso do bebê: 2.900 g
- Peso da placenta[17]: 600 g
- Peso do líquido amniótico[18]: 800 g
- Aumento do peso do útero: 800 g
- Aumento do peso dos seios: 600 g
- Retenção de líquidos e gorduras: 2.500 g
- Aumento do volume sanguíneo: 1.600 g

---

16. Mehoudar, A. "Escuta psicanalítica e contornos da maternagem. Grupos de preparação para o parto". *Percurso – Revista de Psicanálise*, ano XIV, n. 26, 2001.
17. Anexo embrionário que faz que o feto "respire" (ocorrem trocas de oxigênio e gás carbônico), "alimente-se" (recebe nutrientes por difusão do sangue materno) e excrete produtos de seu metabolismo. Assim como o líquido amniótico e o cordão umbilical, a placenta carrega o material genético do óvulo. Fonte: Wikipédia.
18. Fluido que envolve o embrião, preenchendo a bolsa amniótica, protegendo-o assim de choques mecânicos e térmicos. Fonte: Wikipédia.

Dicas de alimentação

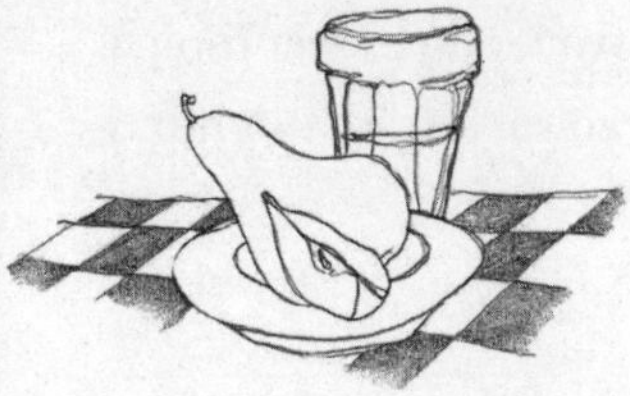

Uma alimentação saudável e nutritiva é importante para toda a família.

- Facilite o processo de digestão: coma devagar e mastigue muito bem os alimentos.
- A gestante não precisa se alimentar por dois.
- Evite longos períodos sem se alimentar e grande quantidade de alimentos na mesma refeição. Alimente-se, no máximo, de quatro em quatro horas e, no final da gestação, de duas em duas horas.
- Beba entre oito e dez copos de água por dia, entre as refeições. Dê preferência a sucos naturais diluídos e evite refrigerantes.
- Coma alimentos ricos em fibras para facilitar o funcionamento do intestino. Prefira alimentos frescos e não industrializados, como cereais integrais, grãos, frutas, legumes e verduras. Atenção! Lave muito bem os alimentos.
- Dê preferência a cozidos, grelhados, assados e gratinados. Evite frituras, gorduras e enlatados, além de temperos picantes, e diminua o consumo de massas, pães e doces.
- Prefira adoçantes naturais à base de estévia ou frutose. Não use adoçantes artificiais nem produtos dietéticos. Não tome bebidas alcoólicas, café ou chá-preto.
- Logo após as refeições, não fique sentada ou deitada, para evitar azia e má digestão.

SEIOS E MAMAS

Os seios crescem bastante na gravidez. Eles se preparam para produzir o colostro, que depois se transformará em leite. Algumas mulheres, ainda na gravidez, "vazam" colostro – e isso não é problema.

Você já observou os seus mamilos? Existem mamilos proeminentes, planos e invertidos. O formato do mamilo não impede o aleitamento. Não esprema os mamilos sob qualquer pretexto.

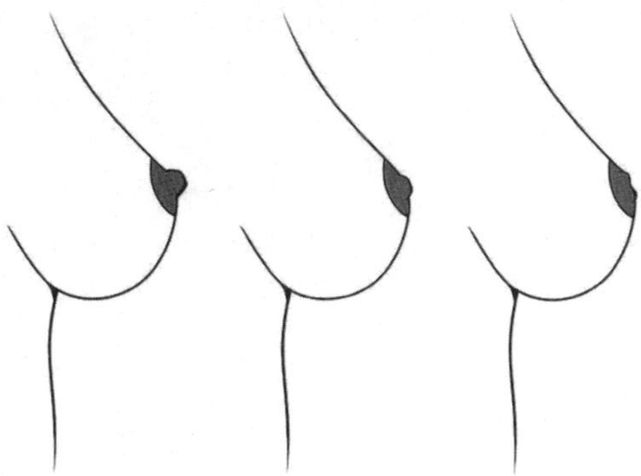

FIGURA 1 Mamilos proeminentes, planos e invertidos.

Mulheres com mamilos planos ou invertidos podem fazer exercícios a partir do 7.º mês para expô-los e fortalecê-los. Consulte o seu médico antes de iniciar os exercícios.

Use um sutiã sempre seco e com boa sustentação. Troque-o quando estiver molhado de colostro ou úmido de suor. Se possível, exponha os seios ao sol de dez a 15 minutos por dia, antes das 10h.

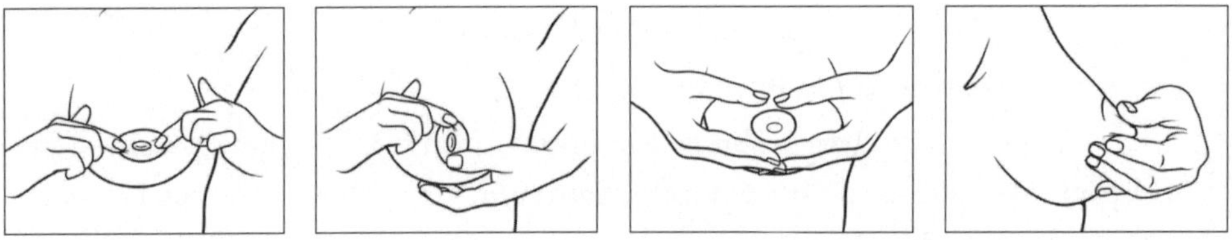

FIGURA 2 Exercícios para tornar os mamilos mais proeminentes.

Não use sabonetes, óleos, loções e cremes na aréola (área circular e pigmentada que envolve o mamilo) e nos mamilos, que precisarão ser "calejados" pela sucção do bebê: confirme com o médico se após o 6.º mês você pode utilizar uma toalha felpuda para massagear delicadamente os mamilos após o banho.

Crescimento do útero

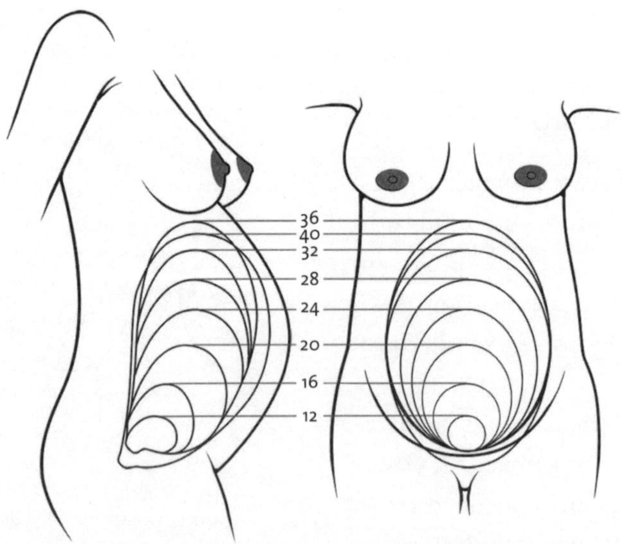

FIGURA 3 Crescimento do útero ao longo das semanas de gestação.

O útero é um músculo que mede cerca de dez centímetros e tem uma grande capacidade de distensão. O crescimento do útero é uniforme para todas as mulheres, apesar de existirem diferentes formatos de barriga. Quando a mulher engravida, o útero cresce mês a mês e com 40 semanas chega a aproximadamente 40 cm. Um profissional capacitado, médico ou enfermeira, sabe como medir o tamanho do útero.

Crescimento do bebê

O corpo da gestante acolhe a formação e o desenvolvimento do feto. Nas ilustrações a seguir, comparamos o corpo de uma mulher não grávida com o de mulheres com 20, 30 e 40 semanas de gestação.

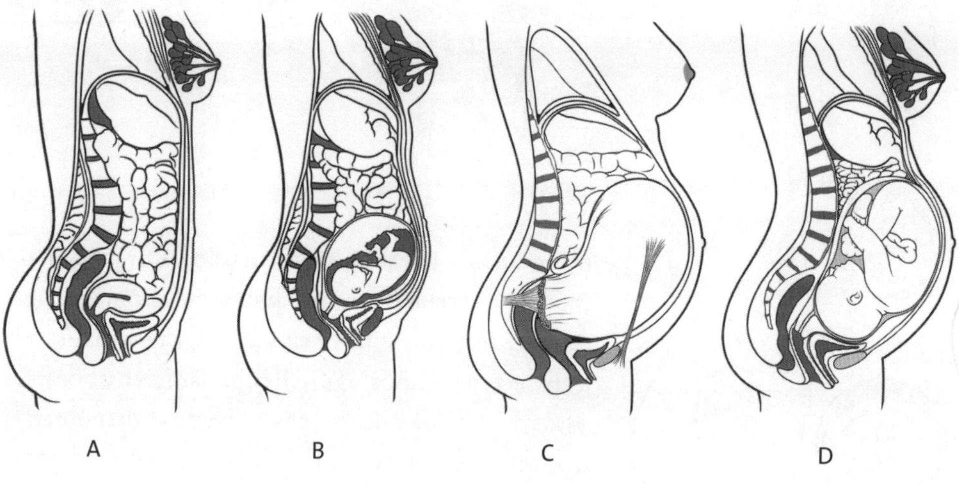

FIGURA 4 A. Mulher não grávida; B. grávida de 20 semanas; C. grávida de 30 semanas; D. grávida de 40 semanas.

No desenho que indica a gestação de 30 semanas, temos o útero visto de fora, com um bebê em seu interior. Como acontece com outros músculos, o útero é também preso por ligamentos: dois no baixo ventre (osso púbico) e dois na base da coluna (osso sacro). Tanto na gravidez quanto no trabalho de parto, esses quatro ligamentos costumam "reclamar", ou seja, causam dor ou desconforto quando precisam se distender. Melhoram com um banho morno, uma bolsa de água quente ou uma massagem lenta.

O FETO VIRANDO GENTE

Bastam poucos dias para que apenas duas células – espermatozoide e óvulo –, em ambiente adequado, multipliquem-se e criem todas as condições para que se desenvolva a gravidez.

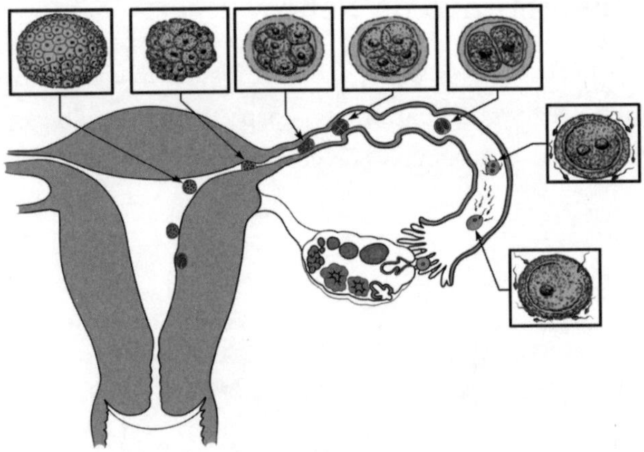

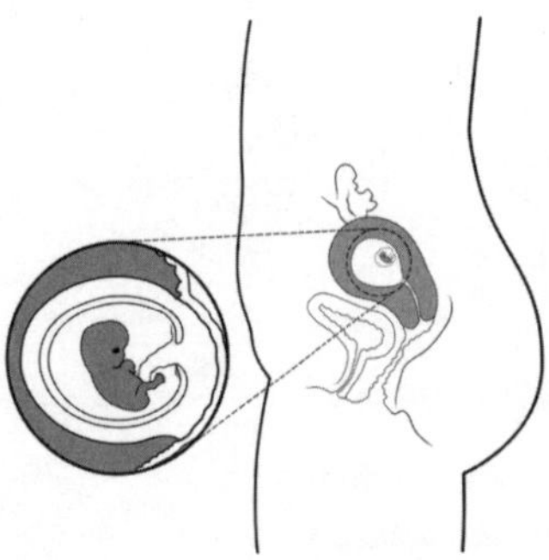

8 semanas – Já estão em formação os órgãos vitais: medula e cérebro, coração, pulmões, estômago, fígado, pâncreas, intestinos e rins. A cabeça é bem grande e aparecem os olhos, as orelhas, as narinas e a boca. Os ossos dos braços e das pernas começam a despontar. Já é possível ouvir o coração do bebê, que tem um ritmo bastante acelerado, cerca de 140 batimentos por minuto. O embrião pesa 8 gramas e mede cerca de 4,5 cm.

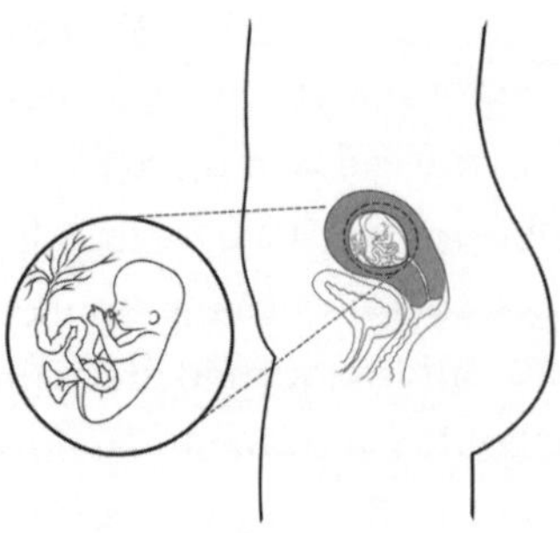

12 semanas – O corpo do bebê cresceu e sua cabeça está mais arredondada. Braços e pernas são visíveis. O bebê começa a sugar e tem uma sementinha dos futuros 32 dentes. O feto passa a exercitar os músculos com mais vigor. Ele tem pouco mais de 8 cm e pesa 45 gramas.

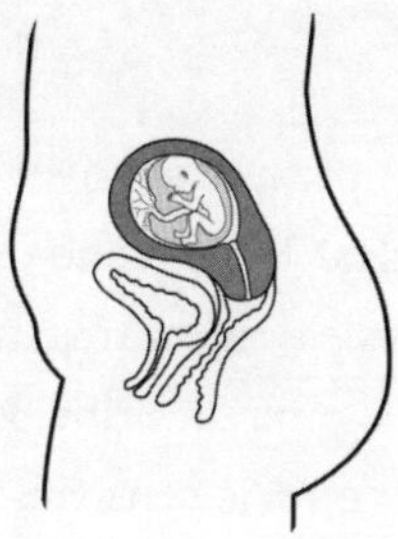

20 semanas – O bebê escuta sons, chupa os dedos e engole líquidos. Sente diferentes sabores, dorme e acorda, faz careta e sonha. Rosto, nariz, ouvidos e dedos já estão formados. Começam a aparecer os cabelos, as sobrancelhas, os cílios e as unhas. Você quer saber se espera um menino ou uma menina? O sexo do bebê, determinado na concepção, pode ser detectado pelo ultrassom entre 16 e 18 semanas. Os primeiros movimentos do bebê são percebidos pela mãe entre 18 e 20 semanas de gestação. O bebê pesa quase 450 gramas e tem cerca de 20 cm.

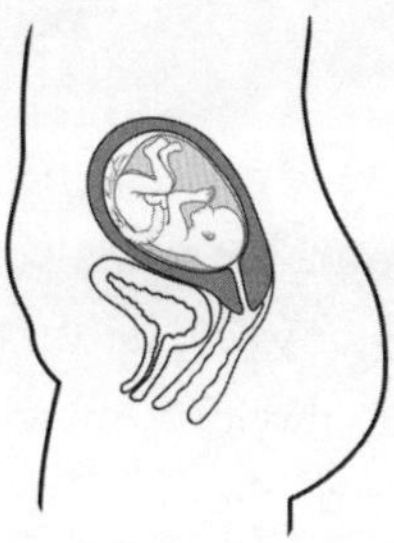

24 semanas – O bebê ainda é bem magrinho e tem a pele muito fina. Mas agora começa a engordar. Diferencia vozes graves, como a do pai, e vozes mais agudas, como a da mãe. O bebê reage com movimentos. Cílios e sobrancelhas ficam mais visíveis e os olhos começam a se abrir. Pesa quase 630 gramas e tem 40 cm de comprimento.

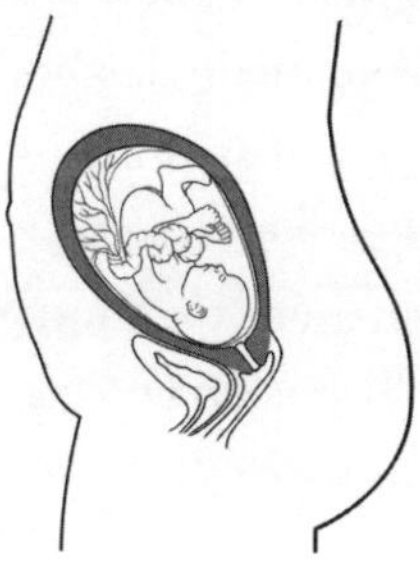

36 semanas – O bebê gosta de ficar de cabeça para baixo, movimentando braços e pernas. O espaço está ficando apertado e às vezes isso incomoda a mãe. Ainda no útero, o bebê desenvolve certo tipo de memória, que lhe permite reconhecer, assim que nasce, vozes conhecidas ou músicas que ouviu com frequência. O reconhecimento de sons acalma o bebê. Ele pesa cerca de 2 quilos e mede 45 cm.

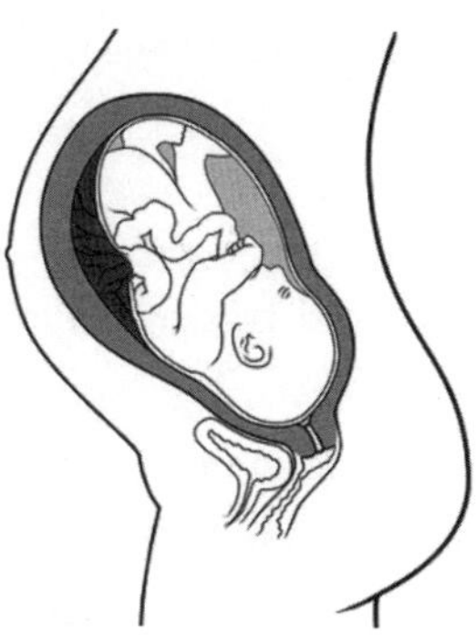

40 semanas de vida – O bebê está quase pronto com 37 semanas. Oito vezes maior que no 3.º mês de gravidez, quando todos os seus órgãos estavam formados, seu peso aumentou 600 vezes. O bebê pesa aproximadamente 3 quilos e mede cerca de 50 cm. Ele está quase chegando.

O PRIMEIRO TRIMESTRE DA GRAVIDEZ

Reações do corpo

A gestante pode sentir muito sono. Pequenas sonecas, sempre que possível, ajudam. Ela pode estranhar cheiros e sabores e passar mal com eles. Talvez tenha salivação excessiva, enjoos e vômitos, que costumam passar depois de dois ou três meses. Há um aumento da vontade de urinar: é importante não "segurar" a urina, pois uma bexiga cheia favorece infecções. Os seios ficam maiores e mais sensíveis. Alterne exercícios regulares, como caminhadas e alongamentos, com momentos de repouso para combater o cansaço do início da gravidez. Não faça exercícios de alto impacto.

Aspectos psicológicos

Quando engravida, a mulher fica diferente. Às vezes parece que está no "mundo da lua". Mais esquecida, mais ausente e quieta, ela costuma ter muita vontade de dormir. A mulher começa a entrar em contato com a gestação e o universo materno. Alterações de humor frequentes são uma tônica da gravidez: momentos de alegria convivem com momentos de tristeza. A mulher ri, chora e irrita-se com facilidade. A sensibilidade fica à flor da pele.

A gestante pode passar dias na penumbra, sem vontade de ver o mundo. Ao mesmo tempo, ela quer e não quer a gestação, e muitas vezes sente medo de abortar. Em algumas culturas só se compartilha a notícia da gestação no final do primeiro trimestre. Essa também pode ser a escolha dos casais que, por diferentes motivos, preferem certo resguardo no início da gravidez. A mulher e o homem se perguntam como será daqui para a frente. Não é muito fácil incluir uma nova pessoa na nossa vida.

O SEGUNDO TRIMESTRE DA GRAVIDEZ

Reações do corpo

A gestante sente-se mais confortável e disposta. A barriga começa a aparecer. Os movimentos do bebê são percebidos a partir de 20 semanas, surpreendendo e às vezes até assustando a gestante.

Há um aumento do apetite, por isso a mulher deve cuidar da alimentação.

É comum aparecer uma linha escura que vai do umbigo aos pelos pubianos (linha nigra). Trata-se de uma pigmentação exagerada da pele que desaparece gradualmente após o nascimento do bebê. Os mamilos também ficam mais escuros. Podem aparecer manchas escuras no rosto: use protetor solar e um chapéu sempre que possível. Alterne movimento e descanso. Não fique muitas horas em pé ou sentada para evitar varizes e dores nas pernas. Enquanto realiza algum trabalho, em casa ou fora dela, busque conforto e alterne posturas para não sobrecarregar a coluna vertebral. Faça massagem nas pernas e nos pés e sempre que possível descanse com as pernas esticadas para cima e apoiadas na parede.

Aspectos psicológicos

A mulher agora se sente mais confiante com a gestação. Pode ficar mais dispersa também. Os movimentos do bebê, agora percebidos, favorecem o início de um relacionamento entre mãe e filho. Convide seu parceiro a colocar a mão na sua barriga. Os bebês sentem o calor das mãos e respondem com movimentos. Assim, o bebê busca contato e reage a estímulos antes mesmo de nascer. A mulher e o homem se perguntam como serão capazes de cuidar de uma nova vida.

O TERCEIRO TRIMESTRE DA GRAVIDEZ

Reações do corpo

O bebê continua crescendo e ocupando mais e mais espaço no corpo materno. A gestante poderá sentir falta de ar e algum desconforto para andar, se alimentar e dormir. Dores nas costas são comuns e a necessidade de urinar volta a aumentar. Não prenda a urina e descanse sempre que possível.

Talvez saia um líquido amarelo e denso (colostro) pelos mamilos. Não os esprema, nem tente ver ou tirar leite. Também é comum uma secreção vaginal mais intensa.

A mulher começará a sentir contrações uterinas leves e indolores. É o útero preparando-se para o trabalho de parto: ele fica duro e há certo desconforto na virilha e no baixo ventre. É comum confundir contração e movimento do bebê. Observe, respire profundamente e descanse.

Conforto é a palavra de ordem. Procure dormir de lado, de preferência sobre o seu lado esquerdo, para aliviar a pressão sobre a grande veia do abdome que devolve o sangue ao coração e melhora o fluxo sanguíneo. Durma com a barriga apoiada sobre um travesseiro e com outro entre as pernas. Muitas vezes a mulher utiliza tantos travesseiros para se acomodar que mal sobra espaço. Ainda há lugar para o parceiro na cama do casal?

Aspectos psicológicos

Há grande expectativa e inquietação no final da gravidez. A proximidade do parto assusta. Embora a mulher não tenha escolha, ela pode querer e não querer que o bebê nasça. O tempo parece não passar e é como se a gravidez durasse oito meses e um ano, como diziam nossas avós. O tempo não passa nem para você nem para o pai, familiares ou amigos. É comum a preocupação com a saúde do bebê e da mulher. Conversem sobre diferentes assuntos. É importante falar sobre questões que preocupam e precisam ser explicitadas em algum momento:

- A saúde da mulher e do bebê.
- Modificações do corpo e da relação do casal.
- A família, o sustento, o parto, a educação.
- Pontos em comum e diferenças entre pai e mãe.
- O lugar do bebê na casa.
- Acerto do relacionamento com os avós, de lado a lado.
- Compartilhamento de sonhos, temores, sensações, fantasias, pensamentos e sentimentos. E também conversas, informações, livros e revistas.

SINAIS DE DESCONFORTO E ALERTA NA GRAVIDEZ

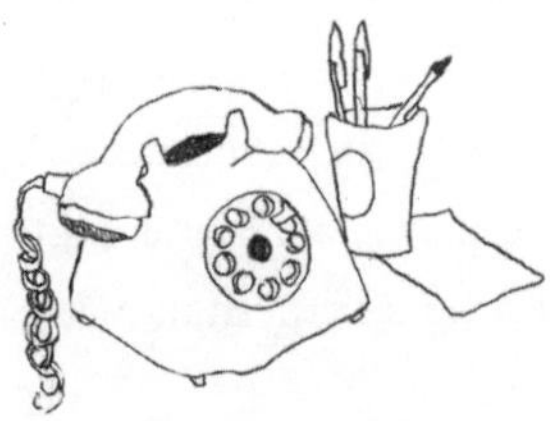

Possíveis desconfortos e soluções

Converse com o médico e peça ajuda quando sentir algum desconforto, especialmente os mencionados a seguir.

Azia e má digestão: faça refeições leves, mastigue bem os alimentos e não deite depois de comer. Evite temperos fortes, frituras, doces, refrigerantes, café, chá-preto, mate e bebidas alcoólicas.

Câimbras: são mais frequentes à noite e nas pernas. Caminhe, massageie pernas e pés e mantenha os pés sempre aquecidos. Coma alimentos ricos em potássio: nozes e sementes, farelo ou gérmen de trigo, banana e, ainda, hortaliças como brócolis e tomates.

Cansaço: descanse, deite-se mais cedo e evite excessos.

Coceiras: após o banho, utilize óleo de amêndoas ou hidratante à base de camomila ou calêndula, exceto na aréola e nos mamilos. Prefira roupas leves, de algodão, e evite lugares quentes e úmidos.

Corrimento vaginal: evite produtos perfumados, mantenha a higiene e marque uma consulta com o médico.

Dificuldade para respirar: deite sobre o lado esquerdo e descanse; respire lentamente, prolongando a expiração.

Dores nas costas: cuide da postura, espreguice-se e faça alongamentos; dobre os joelhos sempre que pegar coisas do chão. Use sapatos com salto de pelo menos 2 cm de largura.

Enjoos e vômitos: não deixe o estômago muito cheio nem muito vazio; faça refeições leves e frequentes; coma algum alimento sólido como pão seco ou biscoitos antes de levantar da cama; prefira alimentos frios aos quentes. Experimente água gelada com gotas de limão.

Estrias: dependem da constituição de cada mulher, ou seja, os cremes hidratantes apenas ajudam. Evite ganhar peso muito rápido.

Gases e/ou prisão de ventre: beba no mínimo 1,5 litro de água por dia e faça caminhadas regulares. Ingerir chá de erva-doce após as refeições ajuda a evitar gases. Prefira alimentos ricos em fibras – folhas cruas ou cozidas, pães com fibras, frutas secas e frescas. Procure manter um horário regular para evacuar.

Hemorroidas e/ou varizes: beba muita água, não fique muito tempo em pé ou sentada. Caminhe e descanse pelo menos três vezes ao dia com as pernas esticadas para cima.

Inchaço nas pernas: não abuse do sal e sempre que possível deixe as pernas erguidas.

Salivação excessiva: engula a saliva, tome líquidos e pingue algumas gotas de limão, puro ou com água, na boca.

Tontura e/ou visão embaçada: procure um médico.

Sinais de alerta – marque uma consulta ou vá até o posto de saúde se:

- Tiver mais que dez contrações fortes por dia.
- Não sentir o bebê se mexer por mais de oito horas.
- Apresentar inchaço muito grande nos pés, nas mãos e até no rosto.
- Sentir dor, queimação ou dificuldade para urinar.
- Experimentar náuseas ou vômitos fortes e frequentes, que impeçam sua alimentação.
- Sua temperatura ultrapassar 37,8°C.

- Sentir dor de cabeça forte e persistente.
- Tiver visão embaçada ou enxergar pontos luminosos.
- Não entrar em trabalho de parto até dez dias após a data provável de parto.

Sinal de urgência: vá para a maternidade

Não perca tempo se for surpreendida por um sangramento vaginal abundante que indica um descolamento prematuro da placenta. Vá para a maternidade o mais depressa possível: enquanto a mãe sangra, o aporte de oxigênio para o bebê tende a diminuir. Uma cesárea de urgência deverá ser realizada para garantir a saúde de ambos. É uma intercorrência muito rara.

Gravidez de risco

Veja alguns fatores associados à gravidez de risco ou de alto risco:

- Não fazer o pré-natal ou fazer um pré-natal insuficiente.
- Idade materna inferior a 15 anos ou superior a 40 anos.
- Placenta localizada próxima do colo uterino.
- Ruptura da bolsa d'água antes de 37 semanas de gravidez.
- Gestações múltiplas: gêmeos ou trigêmeos.
- Abortos espontâneos repetitivos.
- Obesidade.
- Pressão alta.
- Diabetes associado à gestação.
- Doença sexualmente transmissível.
- Dependência de drogas lícitas ou ilícitas.
- Depressão sem tratamento.
- Doença mental crônica.
- Violência doméstica.

O parto prematuro

A antecipação do parto é uma situação inesperada, grave e extremamente angustiante para a mulher, a família e os profissionais que os assistem. A Organização Mundial da Saúde (OMS) considera prematuro o parto anterior à 37.ª semana e depois da 22.ª semana de gestação.

No final dos anos 1980, uma gestante que participava de um grupo de preparação para o parto deu à luz uma menininha com 800 gramas. O fato mobilizou o grupo e a nós, profissionais. Na ocasião, sua médica comentou que se a criança tivesse garra sobreviveria. Foi o que aconteceu. Na mesma época, outra gestante entrou prematuramente em trabalho de parto. Logo após o nascimento do menininho, com 1.250 gramas, a médica, ainda em sala de parto, pediu aos pais que se preparassem para o pior. Depois de uma noite sombria, em que pai e mãe não conseguiram olhar para o filho com esperança, quem restituiu vida a essa criança foi uma enfermeira que, com desenvoltura, disse à jovem mãe que muitos bebês saíam fortes da UTI neonatal quando internados na mesma condição. Os bebês precisam ser afetivamente incubados pelos pais. E os pais prematuros precisam de profissionais que apostem na vida. Infelizmente, nem todas as histórias terminam assim.

O Método Mãe-Canguru, idealizado na década de 1980 no Instituto Materno Infantil de Bogotá, na Colômbia, e adotado pelo Ministério da Saúde, estabelece um contato precoce pele a pele entre a mãe e o recém-nascido de baixo peso. Os pais têm uma participação maior nos cuidados com o recém-nascido, que evolui de forma gradual da incubadora para o colo, até que ele é colocado em contato com o peito da mãe e o colo do pai ou de outro familiar. Os pequenos crescem melhor em contato com o calor do corpo do adulto.

ASPECTOS PSICOLÓGICOS DA GESTAÇÃO: QUANDO PEDIR AJUDA

Os períodos pré-natal e pós-natal implicam sobrecarga orgânica e psíquica. Há uma evidente instabilidade orgânica, afetiva e sexual da mulher – e também do parceiro – quando um filho nasce ou está a caminho. Podemos dizer que são épocas de maior vulnerabilidade. O presente é vivido com grande intensidade e faz uma espécie de ponte entre o passado (os pais, os avós e as histórias desse tempo) e o futuro (o filho, a nova família, a maternidade e a paternidade).

O corpo da mulher ganha novas formas e há um feto que se movimenta à sua revelia, provocando inúmeros estímulos que às vezes desorganizam e ameaçam o psiquismo. Tudo é estranho: o corpo, as ações e as reações, o relacionamento com o outro, o mundo e o estar no mundo. O estranhamento alterna-se com a familiaridade. A mulher, em curto intervalo de tempo ou quase ao mesmo tempo, tem sentimentos contraditórios que a deixam muito confusa: ela quer e não quer a gravidez, ser mãe, formar ou ampliar uma família, conviver com o bebê, parir, amamentar, conviver com o parceiro. O parceiro ou a família estranham a mulher tanto quanto ela mesma se estranha.

No entanto, ao mesmo tempo que o bebê ganha formas, contornos e começa a se comunicar com o mundo, a maternidade e a paternidade também o fazem, tornando-se mais familiares. Depois de alguns meses, os pais não conseguem mais imaginar a vida sem a presença dos filhos.

Recomenda-se um cuidado especial com interpretações psicológicas levianas, que propõem correlações automáticas entre uma causa psíquica e um sintoma, como no exemplo dos vômitos do 1.º trimestre associados à rejeição da gravidez. Uma grávida de gêmeos pergunta, timidamente, como pôde ter rejeitado a própria gestação, uma vez que ela e o marido torciam por mais uma gravidez de gemelares em ambas as famílias.

Participe de um grupo pré-natal

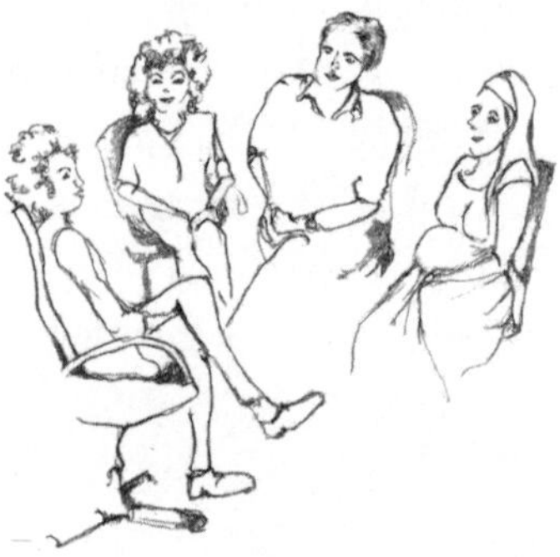

Os grupos pré-natais são ótimas oportunidades para que homens e mulheres troquem experiências, falem e escolham caminhos. Conversar é um ótimo remédio. Busque informações e participe de conversas com amigos e profissionais. Os sinais a seguir descritos são comuns, mas procure ajuda, principalmente, se forem frequentes e intensos. Fique atenta caso você:

- Sinta uma tristeza profunda que logo passa.
- Chore e se comova com facilidade.
- Tenha o sono entrecortado.
- Tenha dificuldade para se concentrar no trabalho.
- Sinta estranheza e mal-estar com o seu corpo.
- Pense, às vezes, que pode morrer.

Depressão feminina

A família e a própria gestante precisam ficar atentas e consultar o médico ou o psicólogo se quatro ou cinco dos sinais descritos abaixo acontecerem ao mesmo tempo. A mulher pode estar deprimida e precisar de cuidados se:

- Sente uma tristeza constante e falta de vontade para fazer o que gosta.
- Chora sem parar.

- Acorda no meio da noite e não consegue voltar a dormir.
- Sente preocupação e ansiedade em todos os momentos.
- Não tem vontade de encontrar as pessoas.
- Sente culpa o tempo todo por não saber se quer ou não ter o bebê.
- Sente cansaço e até exaustão do início ao final do dia.
- Sente cansaço e até exaustão do início ao final da gestação.
- Não sente vontade de comer.
- Não consegue concentrar-se no trabalho.
- Pensa o tempo todo que o bebê pode nascer com problemas.
- Pensa o tempo todo na morte.

Depressão masculina

Às vezes, o impacto da paternidade leva o homem a ter sintomas físicos parecidos com a gestante, como enjoos, vômitos, ganho de peso ou desarranjo intestinal. O homem também pode ter desejos, insônia, crises de choro, ciúme e irritabilidade. Pode ter receio de perder a mulher como parceira e repetir histórias familiares, ou seja, temer que aconteçam os mesmos problemas que viveu com seus pais. Talvez ele fique sexualmente inibido ou demonstre maior interesse por esportes, intensifique o ritmo de trabalho ou passe mais tempo longe de casa.

É importante que o casal converse e que a família e o próprio homem fiquem atentos e peçam ajuda a um psicólogo quando julgarem necessário.

4

O PARTO: UMA PASSAGEM

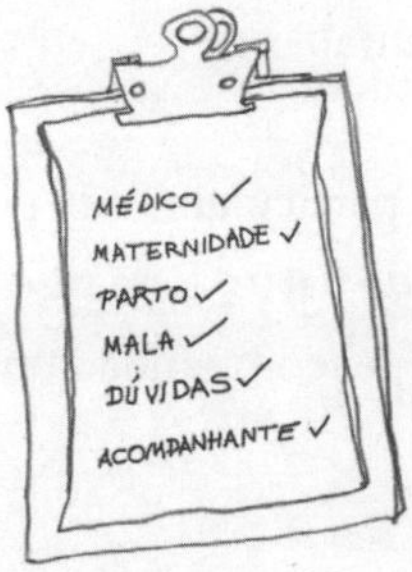

É importante que um plano de parto específico para cada etapa seja elaborado com a equipe de saúde durante a gravidez.

PLANO DE PARTO

Sugerimos um roteiro de perguntas que deverá ser adaptado em função da assistência médica, pública ou privada, a fim de facilitar o diálogo da gestante e do casal com a equipe de saúde e com a maternidade.

A equipe obstétrica

- Como atua a equipe obstétrica?
- Se algo impedir a presença do obstetra no dia do parto, quem o substituirá?
- Qual é o período de férias do obstetra?
- Como posso localizar o médico no dia do parto?
- Como proceder se o trabalho de parto começar de madrugada? Aviso o médico ou vou direto para a maternidade?
- Em que momento do trabalho de parto um integrante da equipe chega à maternidade?
- Como funciona o plantão obstétrico na maternidade?
- Posso ser atendida pelo posto de saúde sem ter consulta previamente marcada?

A internação na maternidade

- Qual é o melhor caminho para chegar à maternidade?
- Caso não haja vaga na maternidade escolhida, como proceder?
- A gestante pode se internar sozinha ou precisa de acompanhante?

- A maternidade tem condições de acolher o acompanhante no pré-parto, na sala de parto e na maternidade, seja de dia ou de noite?
- Que documentos são necessários para a internação?
- Existe alguma lista do que levar na mala?
- Como funciona a triagem?
- A sala de pré-parto é coletiva ou individual?
- O pai pode entrar na sala de parto? Se sim, quem o orienta?

Lembre-se de que no Estado de São Paulo as maternidades particulares não podem mais cobrar uma taxa específica para o acompanhante em sala de parto. Essa resolução tem por objetivo facilitar e mesmo estimular que a gestante seja acompanhada por alguém de sua escolha.

Procedimentos médicos

- É possível esperar por um parto vaginal após a 40.ª semana de gestação?
- O rompimento espontâneo da bolsa d'água, no começo do trabalho de parto, implica necessariamente uma cesariana? Quanto tempo é possível esperar?
- Pode-se beber água e se alimentar durante o trabalho de parto?
- A lavagem intestinal e a raspagem dos pelos pubianos ainda são obrigatórias?
- A episiotomia[19] ainda é obrigatória no parto vaginal?
- Em que situações a indução do parto é indicada?
- Quando pode acontecer o rompimento artificial da bolsa d'água?
- Quando é feita a analgesia (anestesia) de parto? Ela é possível em hospital público?
- A mulher é sedada logo após o parto? Ela pode escolher entre ser sedada ou não?

O bebê na sala de parto

- O que acontece com o bebê logo depois do nascimento?
- O bebê pode ir para o colo da mãe, considerando que ambos estejam bem?
- É possível amamentar o bebê logo após o parto?
- Se o pai puder entrar na sala de parto, ele pode acompanhar o primeiro banho e os primeiros cuidados com o bebê?

---

19. Incisão efetuada na região do períneo (área muscular entre a vagina e o ânus) para ampliar o canal de parto (veja mais informações na p. 59).

O pós-parto na maternidade

- A maternidade oferece o alojamento conjunto? Os pais têm a opção de deixar o bebê no berçário quando precisarem?
- Como funcionam os horários e os turnos do berçário?
- A mãe pode ser chamada pelo berçário para amamentar o seu bebê?
- A enfermagem acompanha e orienta a mulher nas primeiras mamadas, trocas, no banho e nos cuidados tanto no alojamento conjunto quanto no berçário?
- O médico comparece diariamente à maternidade?
- Qual é o critério de alta da maternidade para a mãe e para o bebê?
- Qual é o horário de visitas? É permitida a entrada de crianças?
- Que documentos e exames do recém-nascido os pais levam para casa?

O pós-parto em casa

- Quando ocorre a primeira consulta com o obstetra após o parto?
- Quando ocorre a alta obstétrica e o médico volta a ser apenas ginecologista?
- Quando é recomendada a primeira consulta pediátrica?

O PROCESSO DO PARTO EM AÇÃO

As mulheres e seus companheiros precisam ser cúmplices na exigência de um serviço de saúde competente. O parto é uma urgência médica. O seu atendimento não pode ser recusado por nenhum hospital, maternidade ou casa de parto. Se a unidade de saúde não puder atender a gestante, os médicos devem examiná-la antes de fazer o encaminhamento para outro local. A parturiente só poderá ser transferida se houver tempo suficiente e após a confirmação de vaga e de atendimento em outra unidade de saúde.

Alguns sinais indicam a aproximação do trabalho de parto, outros confirmam o início do processo de parto e a necessidade de internação.

SINAIS DE APROXIMAÇÃO DO TRABALHO DE PARTO

Alguns sinais indicam que o parto está próximo. No entanto, o bebê poderá nascer em 15 dias ou mesmo no dia seguinte.

Queda do ventre

O encaixe do bebê na bacia materna só pode ser confirmado pelo médico depois de ele medir a altura do útero. A respiração e a digestão podem ficar mais confortáveis.

Eliminação do tampão mucoso

Localizada no colo uterino, a rolha ou tampão funciona como proteção mecânica do útero. Forma-se nas primeiras semanas de gravidez e pode desprender-se até 15 dias antes do parto ou mesmo durante seu processo. A mulher perceberá a saída de uma substância mucosa pela vagina, levemente tinta de sangue, de uma só vez ou aos poucos, confundindo-se com corrimento vaginal. Nada precisa ser feito. Aguarde.

Contrações uterinas irregulares

A barriga fica dura por alguns instantes, em diferentes lugares. Essas contrações não têm ritmo nem intensidade regulares, não provocam a dilatação do colo do útero nem vêm acompanhadas de sensação dolorosa. Podem ser reconhecidas a partir da 30.ª semana.

Falso trabalho de parto

Contrações uterinas regulares e sensíveis parecem indicar que chegou o dia do parto. No entanto, cessam em menos de uma hora e, diferentemente do verdadeiro trabalho de parto, podem ser interrompidas com repouso ou com um banho quente.

SINAIS DE CONFIRMAÇÃO DO TRABALHO DE PARTO

Chegou o dia do parto. Basicamente, as contrações uterinas e/ou o rompimento espontâneo da bolsa d'água confirmam o início do trabalho de parto. Com calma, vá para a maternidade.

O tempo necessário para o processo do parto varia de mulher para mulher. Na primeira gestação, dura em média de 12 a 14 horas. Na segunda, de seis a oito horas. É importante saber o que observar, como esperar e o que pode ser feito. Para saber mais, consulte a seção "Primeiro estágio: dilatação do colo uterino", na p. 52.

Contrações uterinas regulares e sensíveis

O trabalho de parto é confirmado quando há duas a três contrações – de 40 a 60 segundos cada uma– no intervalo de dez minutos, durante uma hora. É importante anotar o horário de início de cada contração. A mulher pode esperar de duas a três horas em casa e ir com calma para a maternidade.

Rompimento espontâneo da bolsa d'água

Se perder líquidos pela vagina, anote o horário e verifique se têm cheiro de sêmen ou de água sanitária. Analise também sua coloração. A água pode sair em jato forte ou apenas escorrer pelas pernas. Vá para a maternidade com calma se o líquido tiver cor clara. Se estiver escuro ou esverdeado, apresse o passo, pois o bebê teve ou continua tendo algum desconforto e precisa ser avaliado: há uma provável indicação de cesariana.

TRIAGEM E INTERNAÇÃO NA MATERNIDADE

Durante a gravidez agende uma visita à maternidade na companhia da pessoa que estará com você no início do trabalho de parto. Algumas Unidades Básicas de Saúde costumam agendar visitas coletivas. Descubra qual é o melhor caminho até a maternidade e tenha um roteiro que facilite a internação no dia do parto (veja o tópico "Plano de parto", p. 45).

Quando a gestante chega à maternidade, deve passar pela triagem. Uma enfermeira faz perguntas sobre os sinais e sintomas que apareceram nas últimas horas: presença de contrações, intervalo entre as contrações, presença de dores ou desconforto, rompimento da bolsa das águas, alimentação etc. Tente responder com calma às perguntas feitas pela enfermeira. Ela também controla as contrações uterinas da mãe e os batimentos cardíacos do bebê. Faz um exame de toque para saber como está a dilatação do colo do útero, ou seja, como está o andamento do trabalho de parto. É um procedimento desagradável, mas se a enfermeira for cuidadosa tudo fica mais fácil. A gestante pode evacuar durante o trabalho de parto. Não se iniba, costuma acontecer. A raspagem dos pelos pubianos nem sempre é necessária. Converse com a enfermagem.

A PRESENÇA DO PAI OU ACOMPANHANTE NO PROCESSO DO PARTO

A gestante tem o direito de escolher o acompanhante com quem se sente mais segura na maternidade. A participação do pai é um direito que pode e deve ser exercido.

Precisamos lembrar de que há três décadas poucos homens participavam da consulta pré-natal, do parto e dos cuidados com o bebê. Nos últimos anos, surgiu um modismo que muitas vezes constrange a ambos, homens e mulheres. Toma-se como certa a participação do pai na sala de parto, sem perguntar se ele deseja acompanhar o nascimento de seu filho, como pode contribuir e quais são os seus limites. Algumas mulheres também se sentem constrangidas na presença do parceiro. No processo do parto o corpo da mulher, até então palco da sexualidade, dá expressão ao materno.

É importante que o homem e a mulher conversem e busquem uma boa orientação por parte das equipes de saúde para que a experiência do nascimento seja vivida da melhor forma.

Nos grupos de preparação para o parto, é comum a presença de homens que temem interferir no parto e atrapalhar a mulher. No limite, imaginam que possam desmaiar. Eles ficam sensivelmente aliviados quando entendem que não precisam assistir ao parto da mesma perspectiva que o médico: o pai fica na cabeceira da cama, ao lado da mulher.

Estudos em diferentes países chegaram à conclusão de que a presença do acompanhante favorece o parto e até o pós-parto. As parturientes solicitam menos medicação para o alívio da dor, há um risco menor de parto cesariano e menor risco de problemas com o bebê. A presença do acompanhante também resulta em maior satisfação com a experiência do parto, menos traumas de períneo e menos dificuldade no contato com o bebê no pós-parto[20].

INTERNAÇÃO NA MATERNIDADE: O QUE LEVAR NA MALA?

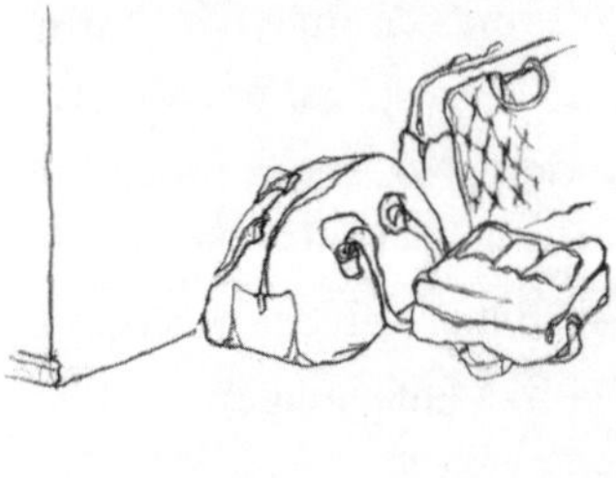

Se possível, termine o enxoval e arrume o canto do bebê até o 8.º mês. Confira se existe uma lista fornecida pela maternidade e prepare a mala com antecedência. Conforto é a palavra de ordem na escolha das roupas para o pós-parto.

20. Pesquisa citada no documento: "O que nós, como profissionais da saúde, podemos fazer para promover os direitos humanos na gravidez e no parto", publicação do Projeto Gênero, Violência e Direitos Humanos – Novas Questões para o Campo da Saúde, capitaneado pelo Coletivo Feminista Sexualidade e Saúde e pelo Departamento de Medicina Preventiva, Faculdade de Medicina da Universidade de São Paulo, 2002. A nova edição pode ser acessada em: http://www.fm.usp.br/gdc/docs/preventivaextensao_2_cartilhaparto.pdf.

A mala do bebê

Lave toda a roupa do bebê com antecedência; utilize sabão de coco e enxágue várias vezes sem usar amaciante. Prefira tecidos macios e não use babados, fitas ou golas engomadas. Como os bebês crescem logo, tenha apenas algumas roupas de tamanho recém-nascido (RN) e as demais de tamanho pequeno (P). Veja o que levar para a maternidade:

- 6 macacões com abertura na frente, de linha, lã ou *plush*.
- 6 camisetas (*bodies*) e 6 culotes.
- 2 mantas de linha ou lã.
- 6 pares de meias.
- 6 "fraldas de boca". Quando colocar o bebê para arrotar, use essa fralda para apoiar o rostinho dele: evita que a roupa do adulto se suje e principalmente que o bebê encoste o rosto ou a boca na roupa da pessoa que estiver com ele no colo.

A mala da mãe

- 3 camisolas com abertura na frente.
- 1 roupão.
- 3 sutiãs com boa sustentação e abertura para o aleitamento.
- 6 calcinhas altas.
- 3 pares de meias.
- 1 chinelo de borracha.
- Bolsa com material de higiene pessoal (escova de dentes, creme dental, xampu, sabonete etc.).
- Roupa confortável para voltar para casa.
- Sacos plásticos para a roupa suja.

A mala do pai

- 1 conjunto de moletom confortável.
- 1 bermuda ou *short*.
- 1 camiseta e 1 cueca.
- 1 par de meias.
- 1 chinelo de borracha.
- Bolsa com material de higiene pessoal.

O NASCIMENTO

O processo de parto, em geral, desenvolve-se em três estágios: dilatação do colo uterino, nascimento e saída da placenta. Além da descrição de cada estágio, veja os recursos maternos e paternos que podem ajudar no conforto da parturiente. Os aspectos psicológicos do parto, assim como as intervenções médicas disponíveis (analgesia, fórceps, indução, episiotomia e parto cirúrgico), também fazem parte deste tópico.

PRIMEIRO ESTÁGIO: DILATAÇÃO DO COLO UTERINO

Inicia-se com contrações uterinas regulares ou o rompimento da bolsa d'água, devendo resultar na dilatação total do colo uterino. É o período mais longo do trabalho de parto e pode durar cerca de 10-12 horas no primeiro parto.

Contrações uterinas

O útero é um órgão que se contrai independentemente da vontade da mulher. Acontece quando ela pare ou quando tem relações sexuais. Nas contrações de trabalho de parto, as fibras musculares contraem-se e o útero endurece; elas têm por finalidade dilatar (abrir) o colo do útero para formar o canal do parto (continuidade entre útero e vagina) e permitir a passagem do bebê.

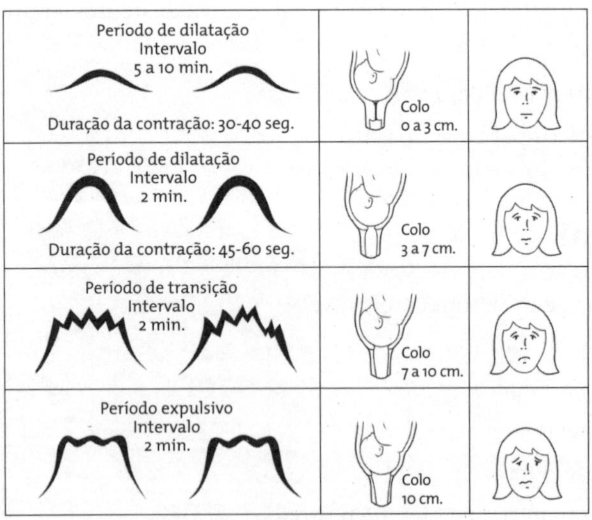

As contrações de trabalho de parto são nítidas para a mulher e para o acompanhante. Toda a barriga endurece por mais ou menos um minuto. Pode haver sensação de cólica no baixo ventre, fisgadas na vagina ou dor nas costas, principalmente na região lombar. As "dores de parto" podem doer mais ou menos. Elas dependem do limiar de tolerância à dor de cada mulher, que é potencializado por questões emocionais, psicológicas, culturais, entre outras.

Dilatação do colo uterino

Contrações uterinas regulares tendem a promover a abertura do colo uterino. A gestante não consegue perceber ou avaliar se a dilatação está ocorrendo. A dilatação total do colo do útero é de cerca de 10 cm, quando se forma o canal de parto e se inicia o nascimento.

O "toque" vaginal realizado por um profissional capacitado não é confortável para a parturiente, mas permite que se avaliem a dilatação do colo uterino e a posição do bebê.

Dilatação do colo uterino

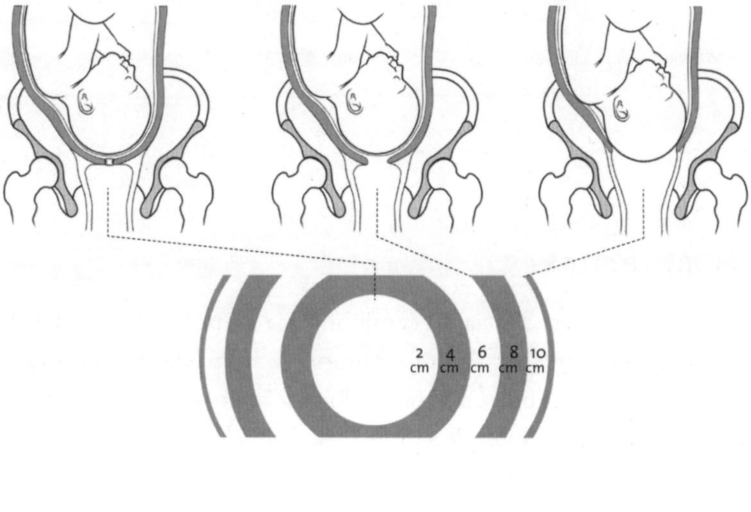

A ruptura da bolsa d'água

A placenta, a bolsa d'água e o líquido amniótico são "acessórios do bebê". A bolsa d'água é formada por duas membranas finas que envolvem o bebê, dentro do útero, partindo da placenta. A bolsa contém o líquido amniótico, cerca de 800 ml, que é cristalino ou levemente opaco e contém pequenos flocos brancos no final da gestação.

O líquido amniótico é filtrado pela placenta a cada sete horas, mesmo com a ruptura da bolsa d'água, que pode acontecer a qualquer momento do processo de parto:

Antes das contrações: se o líquido for claro, tome um banho antes de sair de casa. Não precisa correr para a maternidade, é possível esperar o nascimento do bebê com segurança. Apresse o passo se o líquido estiver esverdeado, com mecônio, nome dado ao primeiro cocô do bebê, que tem aparência de graxa. O bebê talvez precise de ajuda.

Durante o trabalho de parto: a ruptura da bolsa pode acontecer naturalmente durante o trabalho de parto e colaborar com a dilatação do colo do útero e a descida do bebê. No entanto, talvez seja necessária uma ruptura artificial por parte do médico, para facilitar a descida do bebê pelo canal do parto. Romper a bolsa não dói porque ela não é enervada: é importante que o profissional seja cuidadoso, uma vez que qualquer invasão gera desconforto.

No final do trabalho de parto: algumas bolsas são mais resistentes e nascem junto com o bebê.

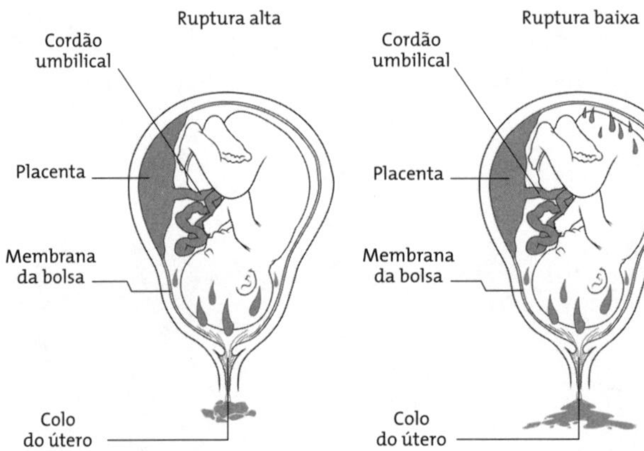

Recursos maternos

Certifique-se com antecedência do caminho para a maternidade e dos documentos necessários para a internação. Anote o horário de início de cada contração, assim como o horário da ruptura da bolsa d'água e a coloração do líquido amniótico. Alimente-se de forma leve e nutritiva antes de sair de casa.

A comunicação não verbal que originou o filho pode ser resgatada para o seu nascimento. Os recursos necessários estão literalmente nas mãos da gestante e de seu acompanhante, que podem ser orientados com simplicidade para o processo do parto. O repertório do casal se amplia e novas soluções podem ser identificadas e compartilhadas. [...]

A mulher, no trabalho de parto, não precisa ficar deitada e quietinha, como aconselha a enfermagem. A movimentação é fundamental e soluções que nenhum manual poderia supor são improvisadas por ambos, pela mulher e pelo homem. O processo de parto não é homogêneo, as primeiras contrações uterinas não têm a intensidade das contrações do final do processo de dilatação.

Desde as contrações iniciais é possível aprender na experiência, ou seja, procurar a melhor posição, a respiração mais adequada, o toque que alivia. À medida que o trabalho de parto se intensifica, novas soluções podem ser experimentadas, tornando o processo de parto uma experiência, sobretudo, inteligente. É possível saber quando suportar e crescer, e quando a experiência desorganiza e enlouquece.[21]

Ou seja, é possível saber quando encontrar recursos internos para lidar com o trabalho de parto e quando pedir uma intervenção médica e/ou analgesia, antes que a experiência seja da ordem do excessivo.

Concentre-se na respiração. Sempre. Entre as contrações e também no início de cada contração respire lenta e profundamente. Expire como se estivesse assoprando uma vela distante sem apagar a chama e inspire devagar, com os lábios entreabertos. Durante a contração, procure o ritmo respiratório que lhe dá mais conforto.

Posição e movimento. Ande, movimente os quadris e experimente diferentes posições. Evite ficar parada. Se possível, tome um banho morno, deixando a água "massagear" a região lombar.

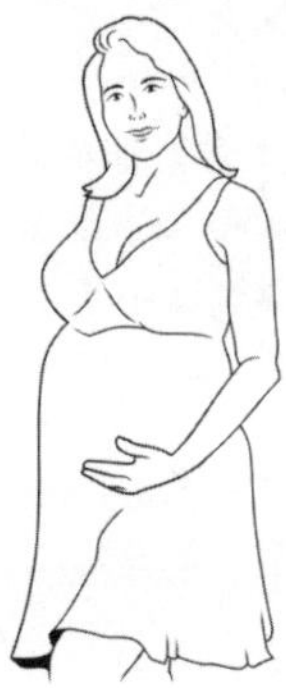

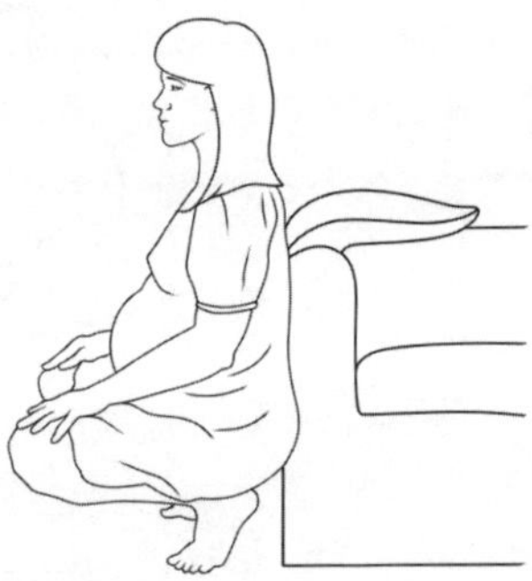

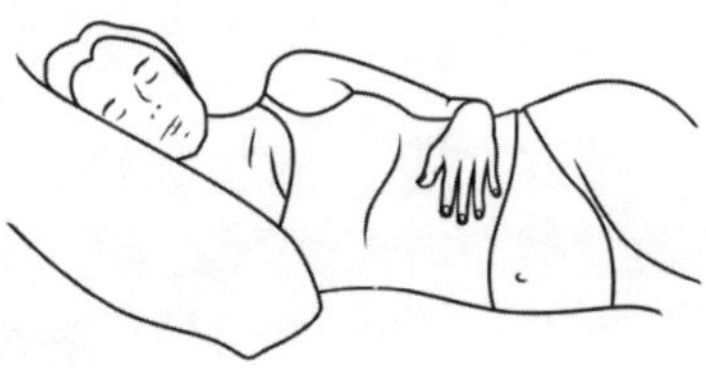

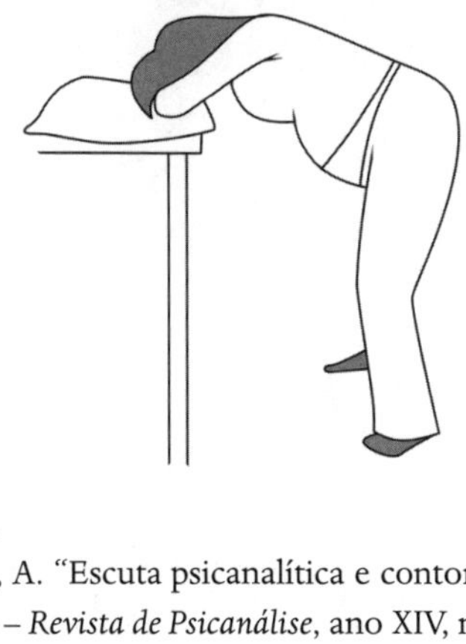

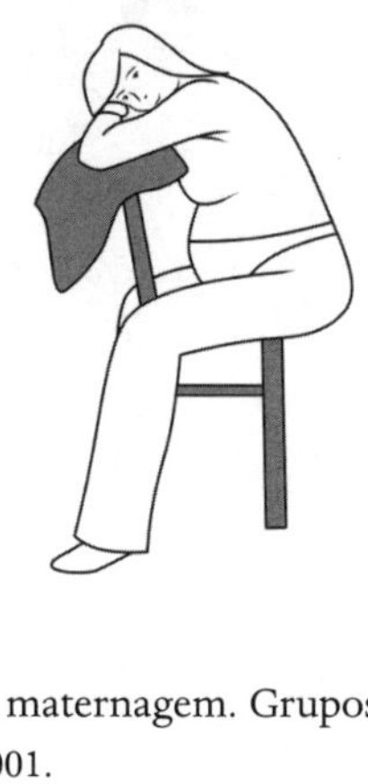

21. Mehoudar, A. "Escuta psicanalítica e contornos da maternagem. Grupos de preparação para o parto". *Percurso – Revista de Psicanálise*, ano XIV, n. 26, 2001.

Toques e massagens. Durante a contração peça calor e pressão nas regiões mais sensíveis. Depois, uma massagem nos ombros e nos pés pode ser bem-vinda.

Recursos do acompanhante

O homem ou acompanhante deve observar a mulher com sensibilidade e colaborar para que alterne concentração e distração. Observe a respiração e seus pontos de tensão. Ofereça ajuda e não se surpreenda se a mulher não quiser ser tocada. Cabe inventar.

Durante as contrações. Aqueça as mãos com fricção vigorosa e ofereça calor e pressão nas regiões mais sensíveis: no baixo ventre e na região lombar.

No intervalo das contrações. Sugira mudanças de posição, observe os pontos de tensão – maxilares, ombros e quadris – e ofereça uma massagem lenta.

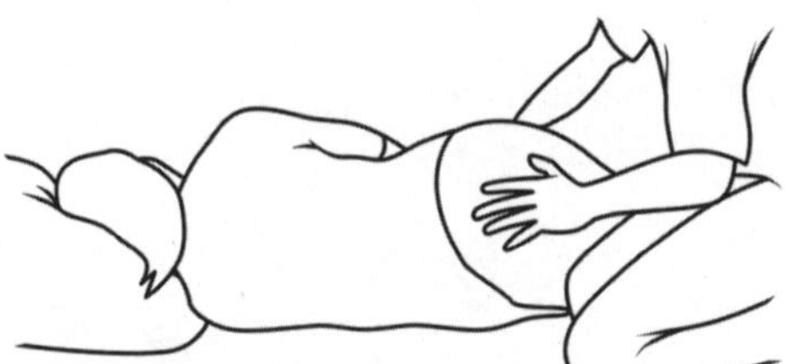

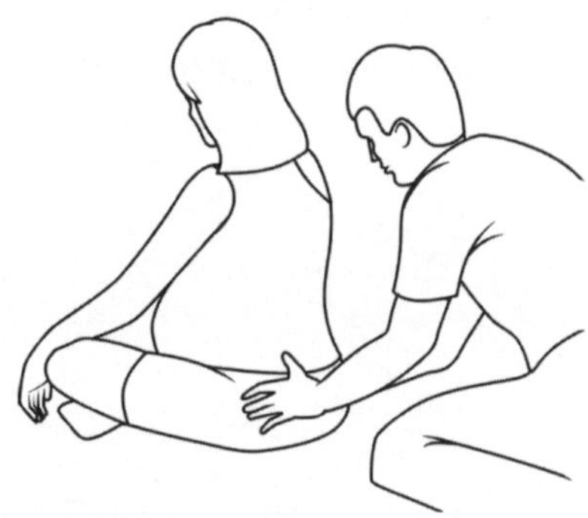

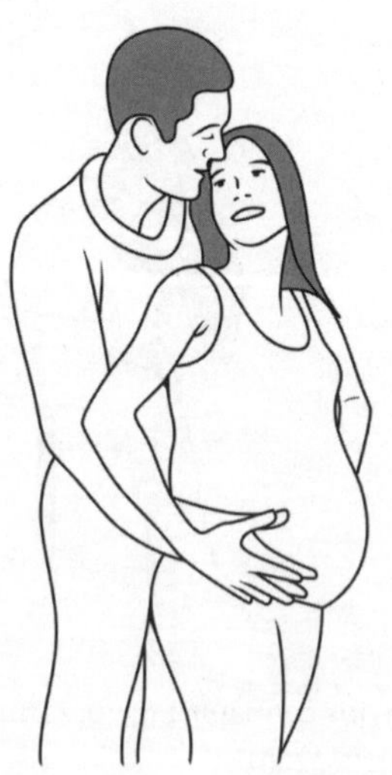

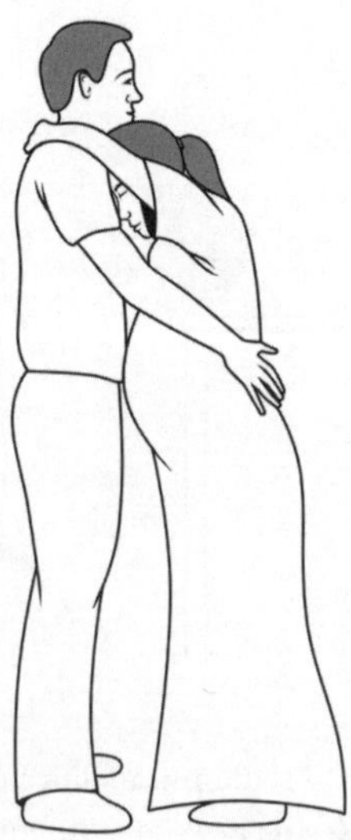

SEGUNDO ESTÁGIO: PERÍODO EXPULSIVO

Completada a dilatação do colo, o útero continua se contraindo a intervalos regulares. Novas fibras musculares entram em ação e a mulher sente vontade de empurrar. O período expulsivo pode ser rápido ou durar 60 minutos ou mais. É um alívio saber que o bebê vem aí.

Atenção: não empurre se não sentir vontade, porque fazer força antes do momento adequado pode atrapalhar o nascimento do bebê.

Quando a cabeça começa a descer, no final da dilatação e ainda no primeiro estágio, algumas mulheres podem ser surpreendidas por sensações intensas de curta duração, como tremores, náuseas, enrijecimento do corpo ou reações agressivas. Logo depois, há uma sensação de relaxamento e muita vontade de empurrar: o bebê está chegando. A cada intervalo de um a três minutos a parturiente sentirá vontade de fazer força. É uma vontade cada vez maior e incontrolável.

Dilatação do colo uterino
e descida do bebê

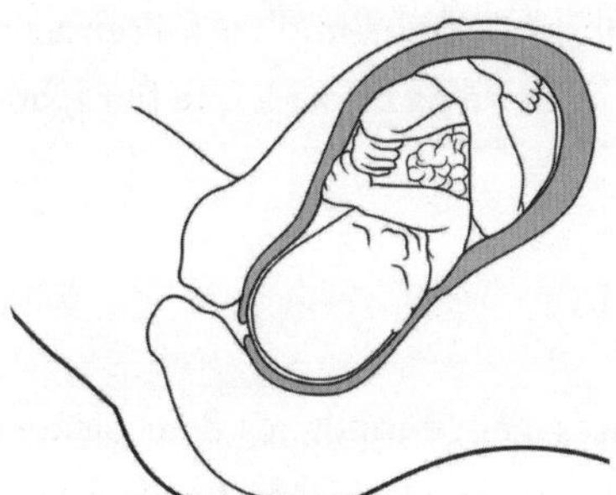

Final da dilatação e formação
do canal do parto

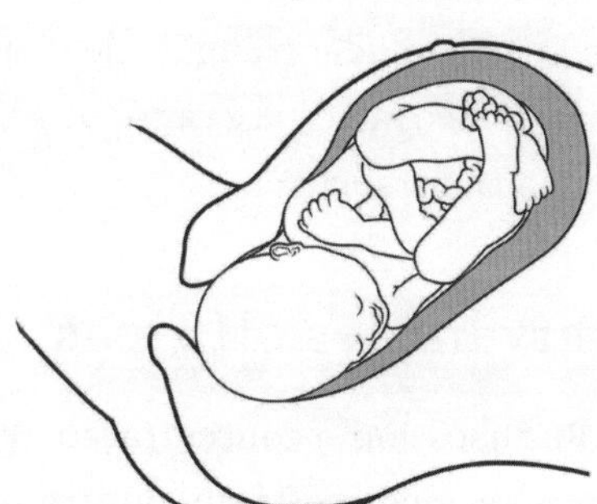

Giro do bebê
e saída da cabeça

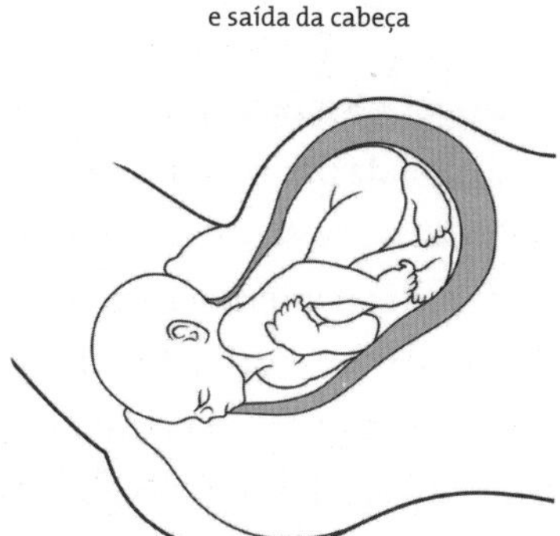

Giro do bebê
e saída do ombro

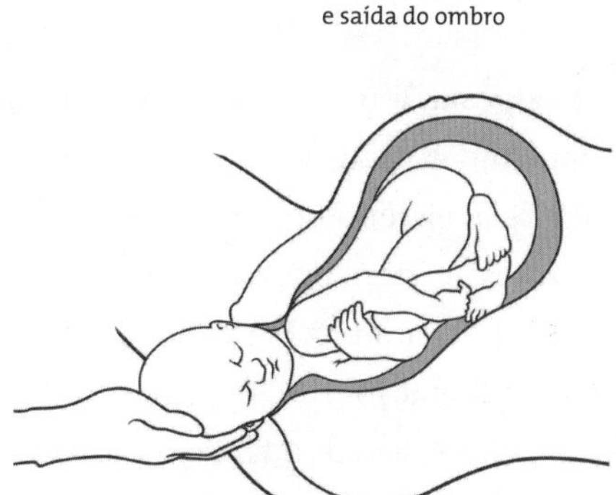

Depoimento de um pai: "Quando a cabeça do meu filho começou a apontar para a vida, passei a suar muito, a tremer que nem vara verde e a chorar como criança. A emoção toma conta da gente e nos faz ficar torcendo para que ele venha logo. Difícil crer em desmaio. Acho que isso é muito mais lenda do que imaginamos. É o momento em que o choro e o riso têm o mesmo significado".

Recursos maternos e do acompanhante

Nas contrações de expulsão, arredonde a bacia e a coluna e encoste o queixo no peito. Inspire, prenda o ar e empurre. Com os pulmões cheios, o diafragma ajuda a empurrar o bebê. Faça força para baixo e para a frente, isto é, sobre o períneo e a vagina. Não sobrecarregue o pescoço nem faça força como se estivesse fazendo cocô. Respire profundamente e descanse no intervalo das contrações.

O pai ou acompanhante podem incentivar a mulher a inspirar, prender o ar, empurrar o umbigo para fora – com o queixo encostado no peito e as costas arredondadas – e depois expirar. Nasceu? Não é só o bebê que chora na sala de parto.

Mais depoimentos: "Fiquei emocionado ao perceber quanto posso ajudar apenas segurando a cabeça da minha mulher para que ela possa ver o nosso filho nascer. O homem pode mudar o ângulo de visão da sua esposa". "Minha mulher foi sensacional, durona, molenga, terna e carinhosa. Durante a gravidez e na hora H, que fibra, quanto amor, linda, parabéns!"

Intervenções clínicas

Recursos como concentração, respiração, massagem e mudança de posição, indicados no primeiro estágio, podem tornar algumas intervenções desnecessárias. Outras, no entanto, quando bem indicadas e bem aplicadas, são muito benéficas no processo do parto.

Analgesia: a parturiente que consegue fazer uso da respiração, da posição e do movimento pode adiar o uso da analgesia no trabalho de parto ou mesmo prescindir dela. No entanto, se as contrações do trabalho de parto se tornarem muito dolorosas, existem possibilidades químicas de alívio que não interferem no bem-estar do bebê. Para receber a analgesia, é necessário instalar um soro a fim de garantir boa hidratação. Em seguida a mulher é orientada a sentar-se, a encostar o queixo no peito e, arredondando as costas, a "empurrar" a barriga e o umbigo para trás, ampliando assim os espaços intervertebrais.

A analgesia peridural retira a sensação dolorosa sem interferir na sensação de tato e pressão ou na eficiência das contrações uterinas. A raquianestesia também é aplicada nos espaços intervertebrais da coluna lombar, porém tem um efeito quase imediato, sendo utilizada em cesáreas de urgência.

Fórceps de alívio: existe um grande preconceito em relação ao fórceps porque antes da década de 1950 ele era usado em situações extremas, uma vez que o parto cirúrgico era uma opção de alto risco para a mãe e o bebê. Atualmente o fórceps é indicado apenas quando o bebê já desceu pelo canal do parto mas não consegue se acomodar para sair. Utilizado com parcimônia, é um excelente recurso. É realizado com anestesia.

Indução medicamentosa: trata-se do uso de soro com hormônios para promover as contrações uterinas e a dilatação do colo. Precisa ser muito bem indicada e aplicada com precisão. Na maioria das vezes, é recomendada quando as contrações uterinas perdem o ritmo ou para dar início ao trabalho de parto, quando a equipe médica julga que isso seja necessário. A indução não garante a dilatação do colo uterino, apesar de promover contrações. Ou seja, pode ser preciso recorrer à via cirúrgica do parto.

Existem efeitos indesejáveis no uso da indução: pode alterar o batimento cardíaco do bebê e provocar um grande desconforto da parturiente. Não deve ser indicada quando a mulher já passou por uma cesárea.

Episiotomia: nome dado ao corte cirúrgico realizado na região do períneo (região muscular que fica entre a vagina e o ânus) na passagem do bebê pelo canal de parto. Pode ser prevenida com exercícios que favoreçam a consciência genital, a liberdade de posição no período expulsivo e cuidados médicos nessa fase.

Na década de 1990, a episiotomia foi usada regularmente por quase todas as equipes de saúde. Atualmente, a OMS recomenda que a episiotomia e a lavagem intestinal não sejam realizadas de forma rotineira.

Parto cirúrgico: indicações, intervenções e recursos

O parto cesariano deve ser indicado para preservar a saúde da mulher e do bebê. A mulher precisa ser informada sobre os motivos da cirurgia, que consiste em corte no abdome inferior, por onde o bebê deverá passar.

Durante a cesariana, os braços da mulher ficam estendidos e contidos para evitar que caiam ou entrem em contato com o campo operatório. Não é uma posição confortável e a mulher muitas vezes fica angustiada quando a equipe insiste na imobilização.

Se a gestante desejava um parto vaginal, a indicação de cesariana pode ser vivida com dor e decepção. Quando a parturiente confia na equipe médica, tende a ser mais fácil entender a indicação. Porém, se há uma quebra de confiança no processo do parto, a situação é mais complexa e precisa ser conversada no pós-parto. Durante a gestação, um vínculo de confiança com o médico deve passar por perguntas e esclarecimentos, e não apenas por gentilezas e simpatias de lado a lado. Veja, no Capítulo 4, o tópico "Plano de parto" (p. 45).

A indicação desmesurada de partos cirúrgicos exige uma profunda revisão de procedimentos, valores, normas e leis por parte da sociedade brasileira.

Indicações de cesariana: existem situações em que a cesariana é tradicionalmente recomendada: ruptura prematura da bolsa d'água sem progressão do trabalho de parto, bebê mal acomodado, sentado ou transverso, placenta prévia[22], alteração do batimento cardíaco do bebê, sangramento vaginal intenso em função de descolamento da placenta, hipertensão, diabetes, herpes genital ativo. Nas gestantes portadoras do vírus HIV, a cesariana protege a mulher e o bebê.

Cesariana eletiva: estudos confirmam que adiantar o parto, mesmo que a gestação esteja entre a 37.ª e a 38.ª semana, traz sérios riscos para o bebê – que precisaria de mais tempo para completar sua maturidade pulmonar. As cesarianas agendadas por conveniência dos pais e dos profissionais tendem a acarretar sérias complicações. Basta dar uma olhada nas UTIs neonatais: o bebê sai do corpo materno para uma incubadora mecânica, onde se exporá a riscos de infecção e problemas respiratórios. O ideal é esperar o início do trabalho de parto para interromper a gravidez.

Crenças

Seja por falta de informação ou de formação dos profissionais da saúde, cultiva-se no Brasil a crença de que, após a realização de uma cesárea, as mulheres não podem ter um parto normal. Isso não é verdade. O que não se recomenda é induzir o parto, ou seja, acelerar o trabalho de parto, aumentando a força das contrações e diminuindo os intervalos entre elas.

---

22. Placenta prévia é aquela que se encontra inserta em região próxima do colo do útero ou, muitas vezes, recobrindo-o.

Gêmeos podem nascer por parto vaginal, contrariando a crença de que sempre devem nascer por parto cirúrgico.

TERCEIRO ESTÁGIO: DESPRENDIMENTO DA PLACENTA

No parto vaginal, logo após o corte do cordão umbilical, contrações uterinas leves indicam que a placenta – popularmente conhecida como "companheira" – está se despregando da parede do útero. O médico examina a placenta para ter certeza de que ela saiu inteira. Se a placenta demora a sair, é necessário estimular a contração uterina massageando a barriga da parturiente.

Com o nascimento do bebê e a saída da placenta, a barriga murcha rapidamente. A superfície uterina que abrigava a placenta deixa uma ferida placentária que fica sangrando até a sua completa cicatrização, que se dá em cerca de 30 dias. Na cesárea, o médico retira a placenta logo após o nascimento. Durante alguns dias a mulher pode sentir cólicas leves, resultantes da contração uterina, principalmente do segundo filho em diante. A mulher precisa descansar. Necessita de um momento de recolhimento para elaborar a ausência do bebê no interior do seu corpo.

ASPECTOS PSICOLÓGICOS DO PARTO

A experiência do parto é sempre muito intensa. A mulher pode ficar emocionada e chorar. Talvez expresse sentimentos de gratidão para com a equipe médica ou de frustração e decepção com o atendimento recebido. Muitas vezes, a parturiente tem sentimentos de perda com o bebê fora de seu corpo e sua barriga murcha, mas também de grande alívio. Ela pode demorar a ter vontade de olhar e tocar o bebê, ou pode querer colocá-lo no colo assim que nascer e ficar angustiada por ter de entregá-lo aos cuidados médicos ou deixá-lo no berçário.

Euforia e tristeza alternam-se rapidamente. Tudo mudou mais uma vez. Tudo é quase inacreditável... Devagar, escute, olhe e toque seu filho. Frequentemente a mulher precisa contar repetidas vezes o que viveu. O mesmo acontece com o homem que presenciou o parto.

Depois do nascimento, algumas equipes tendem a conversar de forma descontraída sobre os mais diferentes assuntos: futebol, restaurantes, viagens, piadas, receitas... Os profissionais mal conseguem perceber que a mulher acaba de viver um dos momentos mais importantes da sua vida. É importante que a mulher e seu parceiro consigam pedir silêncio à equipe de saúde.

O que as mulheres temem no processo do parto

O pré-parto, dizia uma gestante, é o momento em que todas as coisas acontecem... Mesmo no melhor dos cenários de assistência à saúde, as mulheres temem o desconhecido e o processo do parto, em especial:

- Não reconhecer que chegou a hora do parto.
- Não saber o que fazer durante o trabalho de parto.
- Que o bebê nasça a caminho da maternidade.
- Que o parto possa gerar uma dor insuportável.
- Que o bebê nasça com algum problema.
- Que não haja ninguém a seu lado.
- Ser atendidas sem respeito e dignidade.
- Ser atendidas sem competência técnica.
- Às vezes, têm medo de morrer.

Um bom cenário de assistência, no entanto, não está presente em 25% dos partos brasileiros[23]. Pesquisa realizada em 2010 endossa a denúncia presente no discurso de muitas mulheres: uma em quatro mulheres que deram à luz em hospitais públicos ou privados sofreu algum tipo de violência institucional por parte dos profissionais da saúde. As agressões vão desde a recusa em oferecer explicação para procedimentos adotados, insultos, gritos e tratamento grosseiro até empurrões e recusa a algum alívio à dor. É importante que parturientes e acompanhantes fiquem atentos e tentem se proteger. Esses resultados nos levam a questionar a qualidade da formação médica[24].

---

23. A pesquisa "Mulheres brasileiras e gênero nos espaços público e privado" foi realizada em agosto de 2010 pela Fundação Perseu Abramo, em parceria com o Sesc. Um dos temas abordados foi a violência no parto. Ouviu-se a opinião de 2.365 mulheres e 1.181 homens, com mais de 15 anos, de 25 unidades da federação, cobrindo áreas urbanas e rurais de todas as regiões do Brasil (http://www.fpabramo.org.br).

24. A tese da antropóloga Sonia Nussenzweig Hotimski, *A formação em obstetrícia: competência e cuidado na atenção ao parto,* apresentada ao Departamento de Medicina Preventiva da Faculdade de Medicina da Universidade de São Paulo (2007), deve ser lida por quem deseja se aprofundar no assunto. Para mais informações, consulte www.teses.usp.br.

5

O PÓS-PARTO: NOVOS TEMPOS

TEMPOS E DEFINIÇÃO

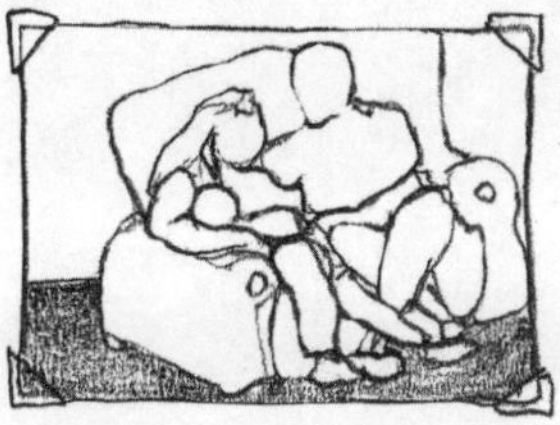

O processo do parto terminou e o bebê nasceu. Começa o pós-parto ou o "quarto trimestre da gestação". A ligação entre a mãe e o bebê permanece muito intensa. A mulher agora é uma puérpera. Enquanto o bebê adapta-se e começa a existir, a mãe vive alterações orgânicas e emocionais intensas e transitórias. O período do pós-parto também é conhecido como puerpério, quarentena, resguardo ou dieta. A mulher precisa de tempo (40 dias) e de abstenção sexual (resguardo) para se recuperar do processo de parto.

Há diferentes entendimentos para o término do pós-parto, como a saída da maternidade, a alta obstétrica, a possibilidade de retomar as relações sexuais, a volta da menstruação ou mesmo o encerramento do processo de desmame.

A MULHER NA MATERNIDADE

O momento esperado e temido ao longo da gravidez finalmente aconteceu. Como descrever a intensidade e a delicadeza das próximas horas? As ressonâncias do processo de parto são muitas e exigem intimidade. Desconfia-se, como na canção de Caetano Veloso, que "alguma coisa está fora da ordem".

Reações do corpo

Qualquer que tenha sido a via do parto, o conforto da mulher é fundamental. Ande e movimente-se. Evite falar em demasia principalmente se teve um parto cirúrgico, para evitar a formação de gases intestinais.

Há sangramento vaginal intenso, portanto troque o absorvente externo com frequência.

Se for o caso, cuide dos pontos do períneo ou do corte da cesariana: lave a região genital com água e sabonete neutro e seque com delicadeza.

Na maternidade, a alimentação privilegia o funcionamento intestinal, que, junto com o funcionamento vesical (urina), é importante para a alta hospitalar.

A descida do leite exige atenção e pode ocorrer ainda na maternidade ou em casa, com alteração da temperatura das mamas.

Depoimento: "A sensação de sair da maternidade com e sem ao mesmo tempo é indescritível! Você sai ainda com barriga, mas sem bebê lá dentro. Você sai com e sem bebê... Confuso, não? Mas é isso: ganhamos o bebê de colo e perdemos o da barriga".

AS PRIMEIRAS HORAS DE VIDA DO BEBÊ

No final da vida intrauterina, o bebê sorri, boceja, chupa o dedo, dorme, acorda, soluça e prefere algumas posições a outras. Ele convive com o coração, a respiração, o fluxo sanguíneo e os movimentos do corpo materno.

A mudança radical de ambiente exige uma grande adaptação do bebê. O pediatra especializado em sala de parto, chamado de neonatologista, saberá avaliar se o recém-nascido pode ou não ir para o colo da mãe, ser colocado para mamar ou tomar banho. Quando nasce, o bebê gosta do calor, do cheiro e da voz da mãe ou dos adultos próximos. Os bebês adotados também se tranquilizam em contato com o aconchego do corpo do adulto que exerce a maternagem. Nem todas as maternidades e nem todas as equipes médicas consideram essas possibilidades que tendem a amenizar o impacto do nascimento para a mãe e para o bebê. Informe-se sobre isso com seu médico e a maternidade antes do parto.

Começando a respirar

Na sala de parto, o primeiro choro indica que o bebê respirou pela primeira vez. No entanto, nem todos os bebês saudáveis choram com vigor ao nascer. Logo que nasce, o bebê é aquecido e aconchegado.

As contrações uterinas e a passagem do bebê pelo canal do parto promovem a liberação de secreções das vias respiratórias do bebê, facilitando sua respiração. Mesmo assim, o pediatra "aspira" as vias aéreas superiores (nariz e boca) qualquer que tenha sido a via do parto (vaginal ou cesariana). O bebê não gosta, reclama, mas fica mais fácil respirar depois.

O bebê precisa de calor

A sala de parto é muito fria (25°C) para quem acaba de sair do ventre materno (37°C). Todo recém-nascido precisa de calor. Os bebês nascem com a pele enrugada, uma penugem escura (lanugo) em várias partes do corpo e um sebo branquinho (vérnix) recobrindo quase toda a sua pele.

O bebê precisa ser aquecido, banhado e vestido para se recuperar do estresse do nascimento e começar sua adaptação à vida extrauterina. Se a mãe não consegue aquecer o bebê, é importante que a enfermagem o faça.

Os olhos, o olhar e a voz

Com minutos de vida fora do ventre materno, o bebê gira o corpo em direção à voz da mãe ou do pai. Ele acalma-se e pode até dormir. Vá ao encontro dessa competência do bebê, que fica em alerta total por alguns minutos após o nascimento. Se possível, olhe o bebê nos olhos, de perto, antes que pinguem colírio nos seus olhos.

Colírio nos olhos do recém-nascido

Pingar colírio à base de nitrato de prata nos olhos do bebê é obrigatório por lei. Esse procedimento é realizado pelo pediatra para evitar a cegueira provocada por doenças transmitidas no canal de parto. Depois, em casa, os olhos do bebê precisam ser limpos com uma gaze macia e estéril embebida em água esterilizada ou soro fisiológico. Não use a mesma gaze para limpar os dois olhos do bebê. Faça duas pequenas compressas e limpe separadamente cada olho da orelha para o nariz, ou seja, da região mais limpa para a mais suja. Lave as mãos antes de cuidar dos olhos do bebê.

O bebê pode ficar até sete dias com uma vermelhidão nos olhos em reação ao colírio. Entre em contato com o pediatra se a secreção, o inchaço, a vermelhidão ou a irritação das pálpebras e das conjuntivas (branco dos olhos) persistirem.

O cordão umbilical

Logo que o bebê nasce, o cordão umbilical, ligado à placenta, continua pulsando. Alguns médicos esperam o cordão parar de pulsar para separar o bebê do corpo materno. Nesse ato, o bebê também é separado dos órgãos que o constituíram, como a placenta, a bolsa d'água e o próprio cordão umbilical. Alguns pais são convidados a cortar o cordão umbilical, instaurando simbolicamente a unidade própria do bebê.

O cordão é cortado e "clampeado", ou seja, uma espécie de pregador de roupas é colocado junto ao corpo do bebê para interromper o fluxo sanguíneo que acontecia entre ele e a mãe. O clampe precisa ser retirado pela enfermagem antes da alta da maternidade. O sangue retirado do cordão umbilical permite analisar o tipo sanguíneo do bebê e também pode ser armazenado em banco de medula público ou privado. A tendência é que esse serviço funcione como um banco de sangue.

Cuidados com o coto umbilical

Mexer no coto não dói, mas os bebês não gostam e os pais ficam um pouco aflitos. Utilize uma gaze esterilizada para segurar o coto e, com um cotonete embebido em álcool a 70% (adquirido em farmácia), limpe a região rente à pele. Em seguida, retire o excesso com um cotonete seco. Repita esse cuidado a cada banho ou troca, se necessário. Entre o 7.º e o 14.º dia, o coto costuma cair deixando uma cicatriz úmida, o umbigo, que pode secretar um líquido discretamente sanguinolento. Continue aplicando o álcool até que a cicatriz fique completamente seca.

Uma pequena hérnia umbilical é normal e em poucos meses deverá sumir. Não use moedas ou faixas no umbigo do bebê porque não resolvem, incomodam e podem provocar alergia. O tempo na maternidade deve ser aproveitado para aprender com a enfermagem os primeiros cuidados com o coto umbilical. Depois o pediatra deverá orientar os pais.

O formato do umbigo não depende da forma como o coto foi cortado ou cuidado, ele é geneticamente determinado.

O BEBÊ NA MATERNIDADE

O recém-nascido saudável pode apresentar alguns sinais de nascimento que resultam do próprio trabalho de parto e de um processo de adaptação à vida extrauterina. Esses sinais podem causar estranhamento e preocupação, mas o bebê não sente dor e eles desaparecem em poucos dias. O bebê talvez nasça com o rosto inchado e a cabeça no formato do canal de parto, resultantes de um trabalho de parto prolongado. Meninos e meninas tendem a nascer com os genitais inchados, e as meninas podem ter corrimento ou sangramento vaginal. Alguns também podem nascer com as mamas inchadas e até com leite. Não esprema.

Todos os bebês perdem cerca de 10% do peso após o nascimento. Não há motivo para preocupação.

Alojamento conjunto ou berçário

No alojamento conjunto, o recém-nascido fica no mesmo ambiente que a mãe até a alta hospitalar. Todos os cuidados médicos, assim como as orientações sobre a saúde da mulher e do bebê, acontecem nesse ambiente. A maioria das maternidades tem condições de manter o alojamento conjunto, além do berçário. Algumas têm apenas o berçário tradicional. Informe-se.

No alojamento conjunto, a mãe observa o bebê de perto, e o pai pode acompanhar o dia a dia da nova família. Os pais podem esclarecer dúvidas e aprender com a enfermagem como cuidar do recém-nascido e acalmá-lo. Sem a rigidez de horários do berçário tradicional, é mais tranquilo instalar o aleitamento materno e incentivar a mãe nos momentos de maior insegurança. Outra vantagem do alojamento conjunto é a de reduzir os riscos de infecção hospitalar.

Se a mãe e o bebê convivem no mesmo espaço, é necessário reduzir o número de visitas. Alguns pais gostam de ter menos visitas, outros preferem ter mais amigos por perto. Conversem.

Testes, exames e outros cuidados

Os resultados dos testes e exames realizados na maternidade ficam registrados no cartão do bebê, que deverá ser entregue aos pais. Esse cartão é muito importante e deverá acompanhar a criança na sua primeira consulta ao pediatra. Contém as seguintes informações:

Boletim de Apgar: na sala de parto, o recém-nascido recebe uma nota ao nascer e outra aos cinco minutos de vida. A nota do bebê avalia cinco quesitos: respiração, batimento cardíaco, reflexos, coloração e movimentos. Ou seja, fala de sua condição de nascimento.

Teste de Capurro: confirma o tempo de gestação do bebê.

Teste do pezinho: bastam duas gotas de sangue retiradas do calcanhar do bebê para descobrir erros inatos do metabolismo que podem ser corrigidos com cuidados especiais. Os bebês não gostam.

Teste do reflexo vermelho: avalia a visão do bebê.

Teste da orelhinha: avalia a audição do bebê.

Impressão plantar: tiradas ainda na sala de parto, registram as "digitais" dos pés do bebê, no caso de uma eventual necessidade de identificação.

Vitamina K: os bebês não gostam, mas essa injeção previne possíveis hemorragias provocadas por erros congênitos do metabolismo.

Vacinas: algumas são dadas ainda na maternidade. Informe-se. Depois o pediatra deverá orientá-la sobre a importância de seguir o calendário de vacinação do bebê (veja mais informações nas p. 103-104).

Icterícia fisiológica: cerca de 70% dos recém-nascidos ficam com a pele amarela na primeira semana de vida. Não é uma doença; trata-se do acúmulo tóxico, sob a pele do bebê, de uma substância chamada bilirrubina, acúmulo esse causado pela imaturidade do metabolismo. Ela precisa ser tratada, ainda na maternidade, com um banho de luz. Os pais ficam muito preocupados quando não recebem informações suficientes. O médico e a enfermagem saberão orientá-los.

A FAMÍLIA VAI PARA CASA

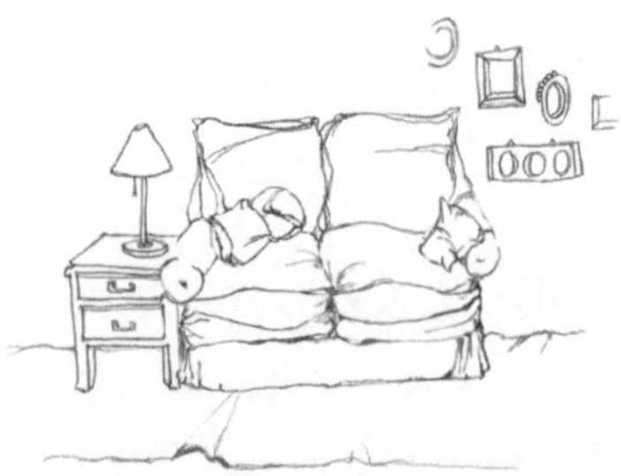

A primeira noite em casa costuma trazer muita confusão e gerar grande ansiedade, sobretudo se é um primeiro filho. O alojamento conjunto facilita a chegada em casa, mas não impede o temor dos pais de ficar a sós com o recém-nascido. É uma responsabilidade e um desafio que costumam ser superados em poucos dias. Não se surpreenda se sentir necessidade de conferir se o seu filho, em sono profundo, continua respirando. Na primeira consulta ao pediatra, que deverá ocorrer nos primeiros dez dias de vida do bebê, a família poderá conversar sobre a rotina dele e da casa.

Depoimento: "Meu marido pôde ficar imerso conosco durante uma semana. Foi um privilégio para a família. Fomos construindo um ritmo, trocando ideias, eu pude descobrir um pouco mais como ele pensa como pai, como eu penso como mãe, e agora que estou sozinha lembro dele aqui para continuar fazendo as coisas como se estivéssemos juntos! Ao contrário de, desde o começo, ter de decidir e pensar nas coisas sozinha e ele ficar meio de fora, dando opiniões quando eu já tive de tomar iniciativas sozinha... Dá pra entender a diferença?"

Amigos e visitas

Junto com o bebê nascem avós, tios, primos e padrinhos, irmãos e irmãs. Cada um dos pais conhece ou julgava conhecer a própria família e a família do parceiro. Existem famílias que colaboram, outras que atrapalham... Algumas ficam perto demais, outras mal se aproximam... A família, às vezes, não sabe como ajudar. Tentem descobrir como cada um pode ajudar. Sem constrangimento, definam o melhor horário para receber visitas e, se possível e necessário, peçam aos avós que recebam as visitas – ou as afastem. Na maternidade, os avós costumam ser bons guardiões de porta. Nenhuma visita justifica interromper o sono da mãe ou do bebê.

Em alguns casos, a presença da família no pós-parto pode deixar a mulher mais insegura e colaborar para o desmame precoce. Mitos, crenças e conselhos baseados na própria experiência nem sempre são os mais adequados para a nova situação. É importante que as mães e os pais tenham a cooperação de profissionais para resolver dúvidas e encontrar soluções.

Depoimento: "Na nossa cultura não temos espaço para elaborar o luto, principalmente quando ele decorre de nascimentos. Falar em ambiguidade, nem pensar... Fomos educados para sentir uma coisa de cada vez e treinados para nomeá-las muito bem!"

ASPECTOS PSICOLÓGICOS DO PÓS-PARTO: QUANDO PEDIR AJUDA

Há um luto a ser feito no pós-parto. A mulher perde a barriga; perde a condição de ser apenas filha, pois agora também é mãe; perde a atenção de todos, pois o bebê rouba a cena. O seu tempo não mais lhe pertence, pois precisa ser dedicado ao recém-nascido; o casal dificilmente consegue ficar sozinho. Tudo fica muito estranho no pós-parto.

Sentimentos de insegurança, solidão e ciúmes podem aparecer de diferentes formas: "Será que o meu leite é suficiente? Quando vou conseguir dormir de novo? Será que vou dar conta?", pergunta a mãe. "Por que a minha mulher só fica com o bebê e não me dá atenção? Será que ela vai dar conta? O que mais posso fazer?", pergunta o pai. "Será que esqueceram que eu existo?", perguntam os filhos mais velhos.

Sentimentos de impotência e raiva também aparecem: "Não sei o que fazer, o bebê não para de chorar!", declaram os pais. "Será que esse colostro alimenta? O bebê está tão quieto, será que ele está fraco?", preocupa-se a mãe.

As mães são sempre muito preocupadas no início da vida de seus filhos. Durante alguns meses, parece que só o bebê existe no universo materno. Ele é totalmente dependente e as mães precisam ficar muito atentas e sensíveis a seus movimentos e necessidades.

Excessivamente atentas, as mães muitas vezes acordam o bebê, sem necessidade, para ter certeza de que está tudo bem e de que são boas mães. Os homens costumam estranhar o comportamento das mulheres, que fazem coisas incongruentes e reagem de forma nem sempre compreensível. As mulheres também estranham tudo. Pai e mãe beneficiam-se quando conseguem conversar, ter bom humor e ficar próximos.

O bebê é um estranho para seu pai e sua mãe. Em função desse estranhamento e das intensas ressonâncias do processo do parto, algumas equipes adotam o atendimento domiciliar psicológico pós-parto como rotina.

Tristeza materna

A tristeza materna ou *baby blues* é um estado de humor depressivo que acontece a partir da primeira semana pós-parto. Acomete cerca de 70% a 80% das mulheres e pode durar por até 30 dias. Relaciona-se com o início das trocas entre a mãe e o seu bebê. Mães adotivas também vivem o *baby blues*. Descontando o fato de que o componente orgânico está sempre presente, cabe dar atenção à história de vida de cada mulher, ou seja, o relacionamento com a figura materna e o lugar que a mulher ocupa na família de origem.

Às vezes, a mãe sente-se incapaz de lidar com o filho, embora cuide dele com responsabilidade. Tem crises de choro sem motivo aparente ou chora junto com o bebê. Mudanças repentinas de humor são frequentes. Tristeza, cansaço e irritação convivem com alegria e euforia. Há uma inevitável avaliação da própria história familiar e o receio de que o corpo não volte à forma anterior. A mulher percebe que a vida mudou, pode se sentir muito presa e teme ter perdido a liberdade para sempre. O parceiro e a família muitas vezes duvidam que a mulher se recupere e consiga dar conta dos cuidados com o bebê. Em alguns dias, tudo muda. Uma rede de apoio competente é fundamental para a mulher e para a família.

Enquanto esperavam pelo momento em que buscariam a sua filhinha no Norte do país, um casal participou do grupo de cuidados com o bebê. Depois, e em grande sintonia com a criança, essa mãe viveu um autêntico *baby blues*. Esses pais nos fizeram pensar que todos, indistintamente, precisamos adotar nossos filhos.

Depressão pós-parto materna

A depressão pós-parto é um quadro clínico grave que requer acompanhamento psicológico e psiquiátrico, pois muitas vezes precisa ser considerada uma intervenção medicamentosa. É fundamental que outro adulto cuide do bebê (ou ajude a cuidar dele) até que a mãe se recupere. Um adulto que possa reagir à busca de comunicação do bebê.

A depressão pós-parto atinge entre 10% e 15% das mulheres. Pode começar na primeira semana após o parto e perdurar por até dois anos. As mulheres costumam se sentir culpadas e tentam esconder um sofrimento intenso, muitas vezes mal compreendido pela família e pelos médicos. Em geral elas experimentam tristeza profunda e choro incontrolável. Apresentam irritabilidade e mudanças bruscas de humor, além de indisposição, falta de concentração e distúrbios do sono e/ou do apetite. Mostram desinteresse pelas atividades do dia a dia, preocupação excessiva com a saúde do bebê ou perda de interesse por ele. Sentem-se incapazes de cuidar do bebê e têm medo de machucá-lo. No extremo, surgem pensamentos suicidas e homicidas acerca do bebê.

Depressão pós-parto paterna

A depressão masculina é pouco estudada e divulgada. No entanto, atinge de 6% a 10% dos homens depois do nascimento do filho. São comuns o receio de ter perdido a liberdade e a preocupação com a responsabilidade de prover um filho por muitos anos. Alguns homens não tiveram boas experiências com o próprio pai e não sabem o que fazer. Muitos sofrem com a proximidade entre a mãe e o bebê e não conseguem encontrar seu lugar. Alguns homens mergulham no trabalho ou saem para se divertir como adolescentes, na tentativa de desviar o foco do nascimento e do bebê. O pai pode demonstrar indiferença e/ou desinteresse pelo bebê ou ter uma crise aguda de ciúmes, cobrando maior atenção da mulher. Talvez apresente indiferença e/ou desinteresse sexual súbito, irritabilidade e/ou dores no corpo, além de sonolência intensa. Há um "faz de conta" de que nada mudou e, no extremo, o homem nega a paternidade.

As intervenções psicológicas no pós-parto são mais eficazes quando incluem as relações familiares.

Psicose puerperal

Eis um distúrbio mental grave que tende a se manifestar em menos de 1% das puérperas, de forma inesperada, nas duas primeiras semanas após o parto. A família precisa intervir de imediato. A puérpera tem comportamentos bizarros e desorganizados, delírios, alucinações e agitação psicomotora. A principal temática dos delírios está ligada ao bebê e a mulher tende a ficar agressiva. Ela precisa ficar separada do bebê para prevenir, no extremo, o infanticídio. Também há risco de suicídio. A amamentação deve ser interrompida até que a mãe possa voltar a cuidar da criança. Seu estado exige acompanhamento, medicação psiquiátrica e, em casos graves, internação hospitalar.

ALTA OBSTÉTRICA

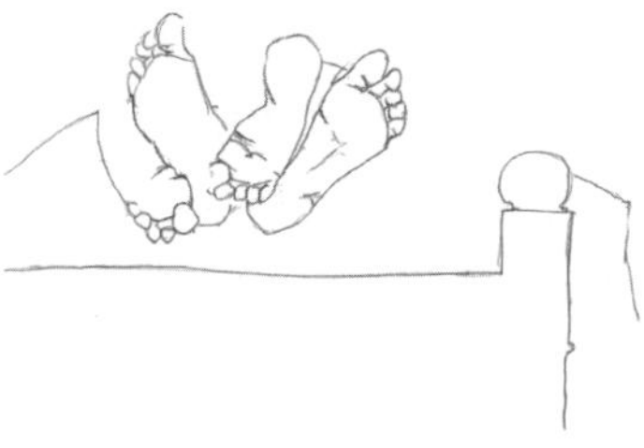

O retorno da mulher ao médico, que deve se dar entre sete e dez dias após o parto, precisa ser incentivado desde o pré-natal. Nessa consulta, fazem-se uma revisão do parto e uma avaliação do pós-parto.

Após 40 dias, em nova consulta, com a ferida placentária cicatrizada e o aleitamento instalado, a mulher tem alta obstétrica. Essa consulta é muito importante porque ela pode voltar a ter relações sexuais, portanto precisa escolher um método anticoncepcional. Recomenda-se que o parceiro esteja presente nessa consulta.

Planejamento familiar

O aleitamento materno não garante a anticoncepção. Algumas mulheres não menstruam enquanto amamentam, outras voltam a menstruar em poucos meses. Mulheres que por algum motivo não conseguem amamentar podem voltar a menstruar no primeiro mês pós-parto. Ou seja, a primeira menstruação pós-parto pode acontecer a qualquer momento. Como a ovulação antecede a menstruação, a mulher precisa usar um método anticoncepcional.

As Unidades Básicas de Saúde oferecem palestras gratuitas sobre planejamento familiar. Inscreva-se e participe.

Pós-parto: um novo namoro

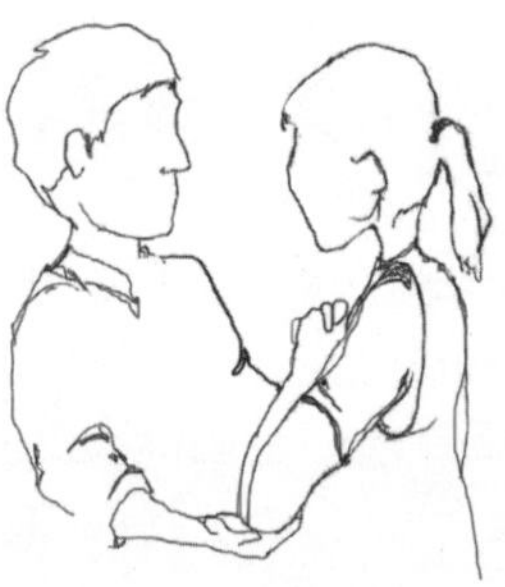

No período pós-parto, a mulher praticamente não percebe o parceiro. Há um bebê na casa e na vida do casal. Os casais se aproximam pela via do companheirismo, da solidariedade, da ternura, e aos poucos renascem o erotismo e a sexualidade. O homem precisa namorar sua mulher, de novo e sempre. Aos poucos, a mulher precisa abrir um espaço para o encontro e o namoro. Às vezes, o reencontro é uma grata surpresa. Em outras, o desencontro é mais acentuado e exige atenção de lado a lado. Paciência e bom humor são palavras de ordem. O homem e a mulher modificam-se com a experiência da maternidade e da paternidade: começa um novo casamento.

Diferentes tempos

Cuidar de um bebê, de dia e de noite, gera uma continuidade exaustiva. É importante que o homem e a mulher, na medida do possível, respeitem diferentes tempos. Tempo de se alimentar. Tempo de amamentar. Tempo de olhar e observar. Tempo de estranhar. Tempo de descansar. Tempo de cuidar e de se cuidar. Tempo de voltar a namorar.

Depoimento: "Bem-vindos à vida selvagem! Estamos finalmente voltando à vida depois da grande reviravolta que é o nascimento de um filho".

6

ALEITAMENTO MATERNO: UMA DESCONTINUIDADE

O OLHAR E AS PALAVRAS COMO ALIMENTO

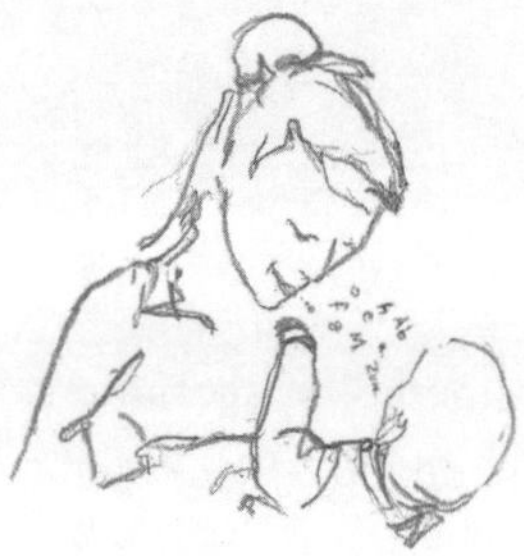

O aleitamento materno dá continuidade à alimentação que o bebê iniciou dentro do útero. O leite materno alimenta, garante a presença da mãe e favorece a intimidade com o bebê.

O seio materno substitui o cordão umbilical. No entanto, o aleitamento é um processo que comporta outra complexidade: se por um lado a maioria das mulheres tem condições de descobrir ou intuir como dar de mamar ao bebê, o aleitamento também é um comportamento aprendido. As mães não satisfazem a fome do filho de maneira automática, elas tentam entender e interpretar o que ele manifesta e assim promovem o bebê ao estatuto de pessoa que fala.

Mãe e bebê aprendem, no dia a dia, como funcionar juntos. O bebê é ativo na sua relação com o mundo: trabalha e faz força para mamar, alterna momentos de sono e vigília e chora quando sente qualquer desconforto. Enquanto mama, o bebê também se alimenta pelo olhar, pela voz, pelo toque e pelo calor do corpo materno.

Os pais são sempre a principal fonte de recursos para o crescimento e o desenvolvimento do bebê. Tradicionalmente, as mães aprendiam a amamentar com a mãe, as avós, as irmãs mais velhas, as vizinhas e as amigas. Hoje, porém, nem sempre é assim. Na maioria das vezes, cabe aos profissionais da saúde fortalecer a confiança dos pais com uma atitude positiva e informações simples e pontuais. No caso de uma nova gravidez ou de problema orgânico ou psíquico, um médico e/ou um psicólogo deverão ser consultados. Quase nada justifica interromper o aleitamento materno.

Pai: você é muito importante

A presença do homem junto da mulher favorece a saúde do bebê e tende a diminuir a frequência das doenças infantis. A tristeza e a depressão pós-parto costumam diminuir quando a puérpera tem contato com o pai da criança. Mulheres sem parceiro próximo precisam eleger pessoas que lhes deem o apoio necessário.

Observe de forma atenta e construtiva o dia a dia da sua família. Reconheça a importância do aleitamento materno exclusivo para a mãe e para o bebê. Encoraje a livre demanda na instalação e consolidação do aleitamento. Ou seja, favoreça que mãe e bebê definam a frequência e a duração das mamadas. Tome a iniciativa de colocar o bebê para arrotar e troque as fraldas sempre que possível.

Colabore nos afazeres domésticos e no cuidado com os outros filhos, afinal todos podem ajudar um pouco. O cuidado com os filhos muda ao longo do tempo. Encoraje a mulher a descansar e, sempre que possível, ajude-a a pedir auxílio diante de qualquer desconforto. Proponha um revezamento nos cuidados com o bebê e também descanse e converse com os seus amigos.

VANTAGENS DO ALEITAMENTO MATERNO

Segundo dados do Ministério da Saúde de 2008, o tempo médio de aleitamento materno exclusivo no Brasil é de 54 dias, muito abaixo do recomendado pela Organização Mundial da Saúde, que é de seis meses.

Para a saúde do bebê

A grande maioria das mulheres produz leite suficiente para alimentar o filho. O leite materno é um alimento completo para o bebê até os seis meses de vida. Bebês que mamam no peito não precisam de água e muito menos de glicose ou de outros leites. A composição do leite é constante na espécie humana. Ao contrário do que se pensa, não existe leite fraco.

Rico em anticorpos, o leite materno protege o bebê de alguns quadros infecciosos nos primeiros meses de vida. Constituído por proteína humana, também reduz a possibilidade de manifestação precoce de quadros alérgicos.

Mamar fortalece a musculatura da boca e da face e a sua coordenação. Mamar dá prazer ao bebê: saciado – seja da necessidade de sugar ou de se alimentar –, ele se acalma e dorme; com fome – ou com necessidade de sugar ou de contato –, fica desamparado e chora. Quando chora, o bebê convoca o adulto a socorrê-lo.

Para a saúde da mulher

Amamentar protege a saúde da mulher. Dar de mamar logo depois do parto estimula o útero a voltar ao tamanho normal, evitando uma perda maior de sangue. Como a produção de leite exige um alto gasto calórico, amamentar pode ajudar na redução do peso. Ou seja, enquanto o bebê ganha peso, a mulher tende a perdê-lo.

Para a família

O aleitamento materno é prático e econômico. Está sempre pronto, não precisa ferver, misturar, coar ou esfriar. Dispensa todo o trabalho necessário para o preparo da mamadeira e evita despesas com leites industrializados, de difícil digestão. O aleitamento é uma experiência enriquecedora para a mulher e para o casal.

INSTALAÇÃO DO ALEITAMENTO MATERNO

Amamentar não é apenas uma questão de técnica. Existem muitos jeitos certos de amamentar e de construir intimidade com o bebê. Aos poucos, cada mãe descobre o seu modo de segurar o recém-nascido, de oferecer-lhe o peito, e gestos e palavras particulares que combinam com o jeito do seu filho. Aos poucos, ele mostra as suas preferências e descobre, junto com a mãe, quantas vezes por dia precisa mamar e como gosta de fazê-lo.

A instalação do aleitamento requer concentração, observação e tempo. E nem sempre é destituída de ansiedade. A melhor ajuda consiste em não atrapalhar a mulher e o bebê com palpites desnecessários ou excessivos.

Às vezes, o entendimento com o bebê acontece em alguns dias e as mães se fortalecem. Por outro lado, ficam angustiadas quando não conseguem alimentar e apaziguar o bebê e a relação "peito e boca" se atrapalha. A mulher deve pedir ajuda assim que identificar qualquer dificuldade na instalação do aleitamento. Bem orientada, os resultados aparecem em alguns dias.

CUIDADOS COM A SAÚDE

A mãe – e, muitas vezes, toda a família – perde a continuidade do sono nos primeiros meses de vida do bebê. Descansar no intervalo das mamadas é fundamental. O pai também precisa descansar e o ideal é que pai e mãe façam um pequeno revezamento nas primeiras semanas.

A mulher que amamenta precisa se alimentar com regularidade e seguir os mesmos cuidados que teve durante a gravidez. Não fique longos períodos sem se alimentar nem pule refeições. Beba de dois a três litros de água por dia.

Essa não é uma boa hora para fazer regime. No entanto, cuidado para não ganhar peso excessivo com alimentos que supostamente aumentam a produção de leite, como canjica ou cerveja preta. E não é necessário tomar leite de vaca, caso não aprecie, para produzir leite.

O gosto do leite materno parece variar em função dos diferentes alimentos ingeridos. Fique atenta porque o bebê pode recusar ou apreciar certos sabores. Observe e, se desconfiar que determinado alimento provoca cólicas no bebê, evite-o por alguns dias. Chocolate, café, chá-preto, chá-mate e alimentos condimentados (como pimenta) em excesso podem causar cólicas. E não tome bebidas alcoólicas, pois elas podem "embebedar" o bebê.

MAMA: UMA FÁBRICA DE LEITE

A mama internamente

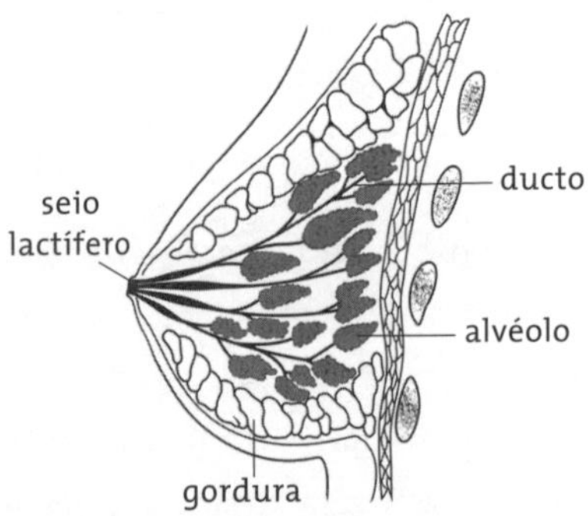

As mamas são constituídas por um tecido glandular, rodeado de tecido adiposo e de sustentação. O tecido glandular é formado por alvéolos, que são as células responsáveis pela produção de leite. Os alvéolos, agrupados em cachos de oito a 20 lóbulos, são rodeados por pequenos músculos que, quando contraídos, ejetam o leite para pequenos ductos que terminam nos mamilos. Em volta do mamilo forma-se a aréola, que tem pequenas glândulas sebáceas para mantê-lo suave e limpo.

Na gravidez, as mamas aumentam de tamanho. A pele parece mais fina e transparente, as veias se tornam mais visíveis e a aréola mais escura. Para a higiene das mamas e dos mamilos, basta água e sabonete neutro no banho diário.

Os hormônios do aleitamento

A prolactina e a ocitocina, produzidas na hipófise ou glândula pituitária, são os hormônios responsáveis pela amamentação. A **prolactina** estimula a produção de leite nos alvéolos, reagindo à estimulação da aréola e do mamilo por parte do bebê. Quanto mais o bebê mama, mais leite é produzido. A **ocitocina** provoca o reflexo da descida ou ejeção do leite. Enquanto o bebê mama, o mamilo e a aréola enviam mensagens para a hipófise, que liberta a ocitocina na corrente sanguínea; os músculos dos alvéolos contraem-se, provocando a ejeção do leite para o mamilo.

A produção do leite materno

A produção de leite não é constante em todas as horas do dia, de um dia para outro ou de um seio para outro. No início da mamada, o leite tem mais anticorpos e proteínas. Ele parece aguado, no entanto protege a saúde do bebê. No fim da mamada e também no final da manhã e da tarde, o leite é amarelo e mais rico em gorduras. Ele sacia a fome e faz o bebê ganhar peso.

Essas informações não devem determinar a alternância ou não das mamas. Afinal, o bebê sempre vai mamar o leite que estiver disponível e ficará satisfeito. Diferentes sabores, texturas e volumes do leite materno permitem que o bebê se enriqueça em nível sensorial e aprenda a lidar internamente com as diferentes intervenções e os diversos sabores do mundo externo.

QUANDO INICIAR O ALEITAMENTO

O ato da sucção é um estímulo fundamental para a produção de leite, qualquer que tenha sido a via do parto. Logo após o nascimento, ainda na sala de parto, é possível oferecer o peito ao bebê. Alguns mamam com avidez, outros lambem o peito e voltam a dormir; existem ainda aqueles que só querem ficar quietinhos e quentinhos, aconchegados no calor do corpo materno. Esse contato minimiza o impacto do nascimento e a inevitável violência que invade o bebê ao nascer. Nesse reencontro o bebê tranquiliza-se. Afinal é a primeira vez que ele respira, que a luminosidade ambiente alcança os seus olhos, que ele é tocado e que novos cheiros e sons penetram os seus sentidos.

A livre demanda

Na instalação e consolidação do aleitamento, exerça a livre demanda, permita que o bebê mame sempre que pedir. O recém-nascido não tem horário para mamar e dormir, ele tem um ritmo próprio que parece um tanto desorganizado para o adulto. Na livre demanda, é interessante que a mãe ofereça o peito sem olhar para o relógio. Não cabe impor horários a um recém-nascido.

Nas primeiras semanas, o bebê pode pedir para mamar muitas vezes ou dormir por longos períodos. Quando o recém-nascido chora bastante, facilmente esgota os pais – em particular a mãe. Às vezes, ele continua chorando sem se dar conta de que o mamilo está na sua boca. Quando o bebê dorme muito, permite que a mãe descanse. Por outro lado, ela costuma ficar preocupada com a boa alimentação do filho. Um recém-nascido que ganha peso normalmente não precisa ser acordado. No entanto, as mães de bebês com mais dificuldade de ganhar peso precisam oferecer o peito com frequência maior. Na medida do possível, a mãe deve manter uma rotina de cuidados com a própria alimentação e descansar. Assim ela enfrentará melhor o dia a dia com o bebê.

O colostro e a descida do leite

O primeiro leite chama-se colostro. Considerado a "geleia real" do aleitamento, ele é extremamente rico em anticorpos maternos. O colostro é amarelado, transparente e levemente salgado. Apesar de parecer aguado e da sua pequena quantidade, tem valor nutritivo maior que o leite materno. Depois de alguns dias, o colostro fica mais claro e mais opaco (leite de transição), até adquirir o aspecto definitivo do leite, ou seja, levemente ralo e parecido com água de arroz.

O leite pode demorar a chegar, porém quanto mais o bebê mamar mais leite será fabricado. A descida do leite ocorre na maioria das vezes até o terceiro dia de vida do bebê, e raramente no final da primeira semana. Na descida ou apojadura do leite, a mulher pode sentir desconforto nas mamas, que talvez fiquem febris. É importante que ela observe e examine as mamas com frequência e peça ajuda quando sentir qualquer desconforto.

A IMPORTÂNCIA DA BOA PEGA

Uma boa pega (boca-peito) previne fissuras e rachaduras dos mamilos e garante uma sucção vigorosa do bebê. Quando ele estiver com a boca bem aberta, como se fosse bocejar, aproxime o corpo do bebê do seu. Levante a mama e aponte o bico para o centro da boca do bebê, que deve abocanhar toda a aréola ou boa parte dela. A sucção ajuda a formar os mamilos maternos. Se necessário, antes de oferecer o peito, manipule o mamilo com delicadeza, puxando o bico para fora.

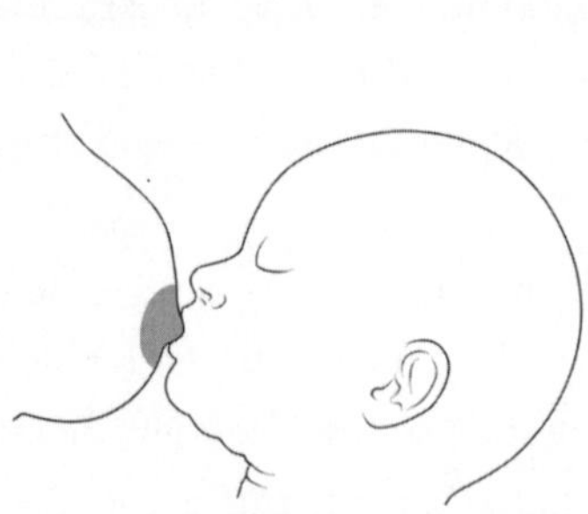

Pega incorreta

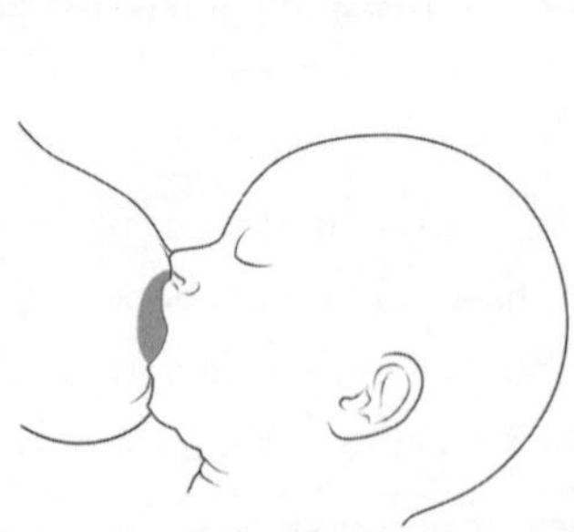

Pega correta

Posição para amamentar

É importante que a mulher busque conforto na hora de amamentar. Preste atenção na sua postura e utilize os recursos disponíveis para apoiar as costas e os braços. Segure o bebê por trás dos ombros e apenas apoie a cabeça dele na sua mão, sem direcionar seu movimento. Todo o corpo do bebê deve estar voltado para a mãe, barriga contra barriga. Leve o bebê ao peito e não o peito até o bebê.

O bebê também sinaliza, a cada mamada, se está confortável. Mudanças de posição permitem que, ao sugar, a língua do bebê comprima distintos locais da aréola materna, minimizando desconfortos. Observe e experimente.

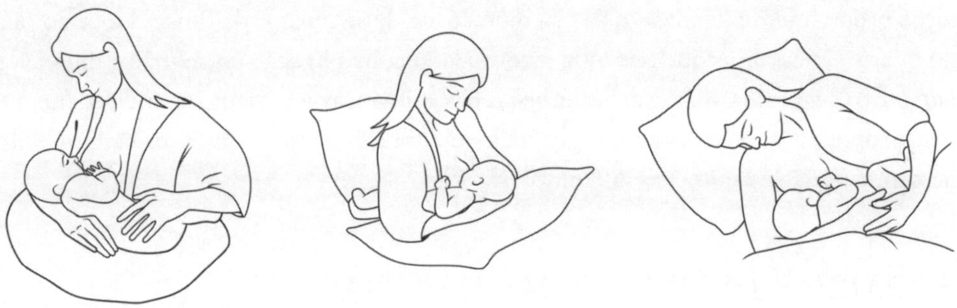

COMO SABER SE O LEITE É SUFICIENTE?

Apenas o pediatra, pesando o bebê com regularidade, poderá confirmar se o aleitamento materno é suficiente ou não. Se o bebê não para de chorar e a mãe tem dúvidas se ele está satisfeito ou não, recomenda-se que a consulta ao pediatra ocorra com maior frequência, para acalmar a mãe e observar melhor a rotina do recém-nascido.

O acerto entre produção e demanda de leite pode demorar alguns dias. No início, talvez sobre leite materno, mas à medida que o bebê cresce a produção de leite se adequará às necessidades dele.

O choro do bebê nem sempre é de fome

Os bebês não choram apenas quando estão com fome. Colocá-lo no peito toda vez que ele chora se justifica apenas na instalação do aleitamento. Quando a mãe começa a discriminar os diferentes choros, percebe que não precisa colocar o bebê no peito a cada choro; às vezes ele não está com fome, apenas busca "chupetar" o peito materno, que tende a ficar bastante dolorido.

Experimente diferentes alternativas com calma, dando tempo ao bebê. Além de observar diferentes choros, a mãe também começa a perceber sinais precoces de fome: o bebê acorda e começa a se mexer, faz movimentos com a boca e gira a cabeça procurando a mãe, faz barulhinhos ou tentativas de colocar as mãos na boca. Nesses casos, a mãe pode colocar o bebê no peito antes que ele chore de fome.

Uma participante voltou ao grupo de pré e pós-natal com a filhinha de 20 dias no colo. Ela estava exausta porque o bebê queria mamar o tempo todo. O que pudemos observar, à medida que o grupo trabalhava, é que ela mantinha a menina no peito por apenas dois a três minutos, de forma que ele mal conseguia alimentar-se. Por outro lado, a mãe disse que a filha precisava dormir no quarto dos pais para que nunca ficasse longe da mãe, inclusive durante o dia. Trabalhamos com a mãe a questão da amamentação propriamente (técnica) e da sua dificuldade de se separar da filha. O marido saía do quarto do casal porque se sentia incomodado com a ligação entre mãe e filha. Nos encontros seguintes, a mãe relatou pequenas mudanças na criança e, indiretamente, nela própria. Na conversa com o grupo, a mãe foi nos dando elementos para que pudéssemos equacionar as suas dificuldades.

HORÁRIO E INTERVALO DAS MAMADAS

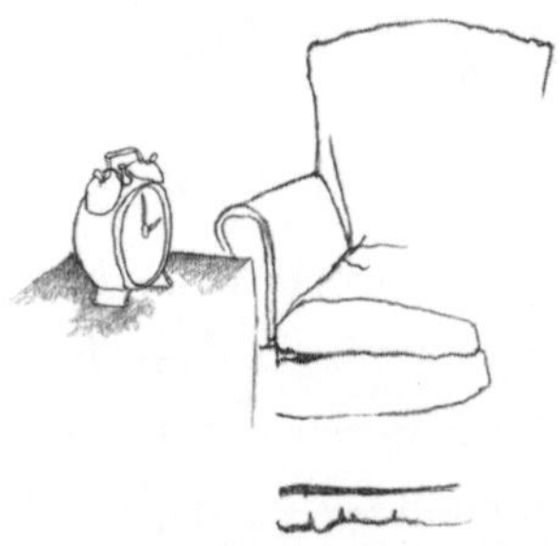

No primeiro mês de vida, a livre demanda costuma ser o melhor caminho. A maioria dos bebês mama a cada duas e meia a três horas, podendo esticar ou encurtar esse intervalo. Esse ritmo "desregulado" poderá se manter nos primeiros dois meses de vida da criança.

Alguns recém-nascidos têm pequena capacidade de sucção e depois de alguns minutos cansam-se e dormem sem ter se alimentado o suficiente. Como o leite materno é de fácil digestão, em pouco tempo o bebê estará com fome, de novo, podendo acordar de hora em hora. Atenção, isso não significa que o seu leite não sustenta.

Se sistematicamente o bebê solicitar o peito em tempo menor que uma hora e meia ou maior que quatro horas, vale a pena conversar com o pediatra.

OFERECER UMA MAMA OU AS DUAS?

Recomenda-se, sempre que possível, que o bebê esvazie uma mama e, na mamada seguinte, a outra. No entanto, é frequente que o bebê precise mamar nas duas mamas para se saciar ou para colaborar com o conforto da mãe. Quando oferecer as duas mamas na mesma mamada, ofereça primeiro aquela que foi dada por último, na mamada anterior, ou a que estiver mais cheia, para que o bebê tenha a oportunidade de esvaziar bem as duas mamas.

Se a mama estiver muito cheia e ingurgitada, é aconselhável uma pequena ordenha na altura da aréola para amaciar o mamilo e facilitar a pega do bebê. Após a mamada, uma leve massagem ajuda a eliminar o excesso de leite.

Cada bebê tem um ritmo próprio de sucção. Veja o que é mais adequado a cada momento e lembre-se de que os bebês são muito diferentes entre si.

Como trocar de mama

Para interromper uma mamada ou alternar as mamas, coloque o dedo mínimo no canto da boca do bebê e pressione levemente, desfazendo o vácuo e fazendo-o soltar naturalmente o mamilo. Não puxe o bebê enquanto ele estiver sugando, pois a força da sucção poderá machucar seu mamilo. Mantenha as unhas limpas e aparadas e lave as mãos no início de cada mamada.

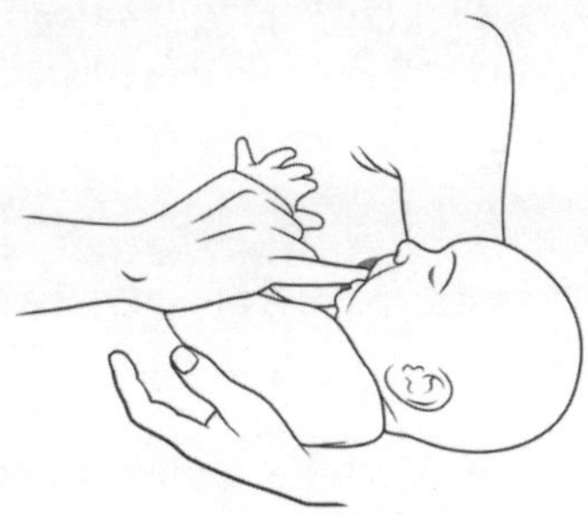

O bebê precisa arrotar

Coloque o bebê para arrotar depois de cada mamada. Ele nem sempre vai fazê-lo, e isso não deve ser motivo de preocupação. Se o bebê não engoliu muito ar durante a mamada, não terá muito ar para expelir. Alguns bebês, quando não arrotam, acordam ou ficam irrequietos quando colocados no berço. Observe e, se for o caso, pegue o bebê, que deverá dormir tranquilamente depois de arrotar.

SINAIS DE DESCONFORTO E ALERTA NO ALEITAMENTO MATERNO

Fatores que dificultam o aleitamento materno

Uma atitude negativa dos profissionais que cercam a nutriz dificulta a instalação e a manutenção do aleitamento. A equipe de saúde deve estar preparada para contornar e solucionar as dificuldades inerentes a esse processo.

Um horário fixo e rígido das mamadas atrapalha a instauração de um ritmo próprio entre a mãe e o bebê.

A introdução precoce de água, chá ou leite industrializado compromete o equilíbrio entre a produção e o consumo de leite. Na maternidade, peça para ser chamada quando o bebê chorar muito.

A demora em pedir ou receber ajuda diante de dificuldades e desconfortos do aleitamento pode criar dificuldades ainda maiores. Não perca tempo.

Podemos pensar em outros fatores que dificultam a instalação do aleitamento, como: medo excessivo de não ter leite; falta de sono e exaustão; alimentação inadequada; cultura familiar (mãe, avós, tias ou irmãs com dificuldades na amamentação); conflitos do casal com a amamentação; críticas e palpites contrários à amamentação; falta de apoio familiar; conflito com eventuais sensações prazerosas despertadas pela amamentação; cirurgia de redução mamária.

Possíveis dificuldades e soluções

Pouco leite: é importante que a mulher alimente-se com regularidade, tome bastante líquido e, sempre que possível, descanse no intervalo entre as mamadas. Se mesmo assim continuar com pouco leite, verifique o peso do bebê com o pediatra. Às vezes, a mãe tem a sensação de "pouco leite", mas a criança está bem nutrida. O pediatra saberá orientá-la.

Fissuras nos mamilos: costumam aparecer quando há maior sensibilidade da pele materna e o bebê tem uma pega incorreta durante a mamada. Observe e acerte a pega do bebê. Se não houver melhora, procure o médico.

Endurecimento das mamas: a primeira semana costuma ser mais crítica. Assim que perceber as mamas quentes, inchadas, doloridas ou brilhantes, tente esvaziar o excesso de leite a cada mamada com uma massagem suave e drenagem manual. A aréola fica macia, facilitando a pega do bebê. Amamente com frequência, sem horários fixos, inclusive à noite.

Nódulos endurecidos e dolorosos, com pontos vermelhos e doloridos nas mamas: procure um médico imediatamente, para evitar o empedramento das mamas ou a mastite, que são extremamente dolorosas. Não perca tempo,

Como fazer a drenagem manual das mamas

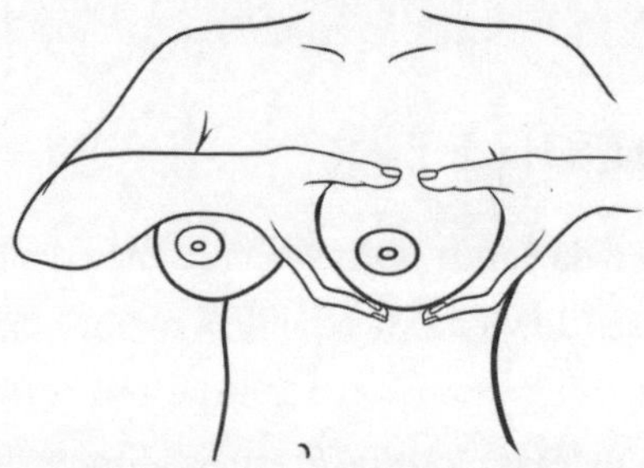

Faça uma massagem circular nas mamas, seguida de outra de trás para a frente, na direção dos mamilos. A drenagem pode ser realizada no banho. Drene alternadamente cada mama até sentir alívio e conforto. Evite mamadas prolongadas e não retire o bebê do peito sem o devido cuidado. Varie a posição da mamada e assegure uma pega correta.

Bebês prematuros

Os bebês são capazes de sugar e deglutir a partir da 34.ª semana intraútero. Os que nascem antes da 37.ª semana são considerados prematuros e beneficiam-se quando alimentados exclusivamente com leite materno, nem que seja por sonda. As mães precisam do apoio de profissionais competentes e de uma rede de apoio afetiva para lidar com a situação.

Mães que não conseguem amamentar

Uma equipe médica que aposta no aleitamento materno é fundamental para evitar o desmame precoce e toda a angústia resultante dessa impossibilidade.

O recém-nascido que, por diferentes motivos, precisa alimentar-se com mamadeira nas duas primeiras semanas de vida corre o risco de desmamar, uma vez que a mãe tende a perder a confiança na sua capacidade de amamentar. Alguns bebês, no entanto, podem voltar para o aleitamento materno exclusivo se a mãe tiver apoio e uma boa orientação.

Algumas mulheres não conseguem amamentar por motivos que ultrapassam a boa orientação médica, a vontade materna e um meio ambiente acolhedor. Lembre-se de que o calor do corpo materno, o seu olhar e as palavras são fundamentais para o bebê. As mamadeiras para recém-nascido permitem que ele continue fazendo força para sugar. Não aumente o furo da mamadeira e tenha muito cuidado com sua higiene e processo de esterilização. Os pais também podem dar a mamadeira ao bebê.

O PROCESSO DE DESMAME

A Organização Mundial da Saúde (OMS) recomenda o aleitamento materno exclusivo nos primeiros seis meses de vida. Mas qual é a melhor época para o desmame?

A interrupção total do aleitamento materno é um processo que se inicia com a substituição de uma ou mais mamadas por outros alimentos. Mesmo com a volta ao trabalho e novos alimentos na rotina do bebê, pode-se manter a mamada da manhã e da noite para dar continuidade ao vínculo com a criança.

A OMS e as sociedades de pediatria de todo o mundo recomendam o aleitamento materno por dois anos ou mais. Alguns autores ponderam que, mesmo que o aleitamento materno prolongado não garanta a nutrição, ele diminui os índices de doença e morte de crianças após o primeiro ano de vida em condições precárias de alimentação, higiene e saneamento básico[25].

Cada cultura e cada família entendem o mamar e o desmame de um jeito – e de formas diferentes – ao longo do tempo. A clínica nos mostra que o desmame total tende a ocorrer, em função do desejo da mulher e/ou da criança, entre os 12 ou os 18 meses. Prolongar a amamentação até os 2 ou 3 anos tende a comprometer a autonomia da criança.

Iniciar o processo de desmame pode ser difícil para algumas mulheres, uma vez que elas perdem o contato corpo a corpo com o filho. Outras recuperam uma bem-vinda sensação de autonomia e liberdade. Os bebês sinalizam quando podem começar a se relacionar com outras pessoas, inclusive para se alimentar. Muitos pais e avós esperam ansiosos por esse momento.

Quando os dentes começam a nascer, o bebê já está apto a experimentar alimentos sólidos. Ele gosta de testar sua força e observar a reação que provoca quando morde o seio materno. A mulher precisa proteger-se das mordidas, dizendo ao bebê, com voz firme e tranquila, que ele não pode morder. É importante que a mãe não revide e que o bebê perceba que ela "sobrevive" aos seus ataques e continua gostando dele.

---

25. Carrascoza, Karina Camillo *et al.* "Prolongamento da amamentação após o primeiro ano de vida: argumentos das mães". *Psicologia: Teoria e Pesquisa*. São Paulo, v. 21, n. 3, set.-dez. 2005, p. 271-77. Disponível em: <http://www.scielo.br/pdf/ptp/v21n3/a03v21n3.pdf>.

A volta ao trabalho

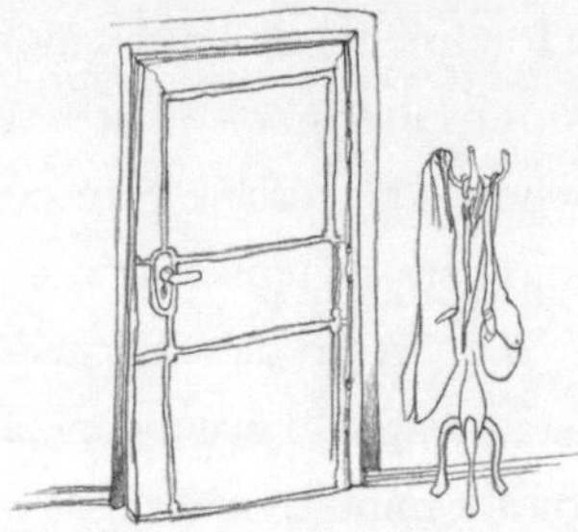

Não é fácil organizar uma nova rotina. Mesmo as mulheres que não veem a hora de voltar para o trabalho sentem grande ansiedade quando precisam se separar da criança. Decidam com antecedência quem vai cuidar do bebê e onde ele vai ficar. Algumas famílias preferem deixá-lo em casa, aos cuidados de pessoa de confiança. Outras têm avós disponíveis. As escolas de educação infantil do bairro devem ser visitadas pelos pais que precisam fazer essa opção.

É importante manter a mamada da manhã e da noite por mais alguns meses para manter o contato com o bebê. O pediatra saberá orientar a família para estabelecer, aos poucos, uma nova rotina.

Observe se, na adaptação ao berçário, o bebê se refugia no sono para lidar com a ausência dos pais. Se isso acontecer, tente deixá-lo no berçário por um tempo menor. Quando o bebê estabelece laços de qualidade com o cuidador, tende a ficar mais acordado.

Os bebês também costumam reclamar quando a mãe volta a trabalhar. Converse com o bebê, tente aguentar a sua tendência momentânea ao grude e explique que a rotina da casa vai mudar, mas que você e o pai continuarão cuidando dele.

Ordenha e armazenamento do leite materno

A extração manual de leite é um recurso que garante o aleitamento quando a mãe não está com o bebê. Deve ser realizada logo depois da mamada para aproveitar a ejeção do leite. É essencial lavar bem as mãos antes de iniciar a ordenha. O leite deverá ser colocado diretamente em um recipiente de vidro, limpo e esterilizado. Feche-o bem e coloque uma etiqueta indicando o dia, a hora e a quantidade de leite armazenado.

O leite materno, corretamente coletado e armazenado, pode ficar por 24 horas na geladeira, por 15 dias no congelador e por até 30 dias no *freezer*. Não descongele o leite materno no micro-ondas e aqueça-o em banho-maria, se necessário. Deixe o recipiente no refrigerador na noite anterior e utilize o leite em 24 horas. Não se esqueça de agitá-lo antes de usar.

Recipientes de plástico não devem ser utilizados. Foi comprovado que determinados tipos de plástico são cancerígenos quando empregados para aquecer ou congelar alimentos.

Esterilização de utensílios de uso do bebê

Até os 9 meses de vida o sistema imunológico não está totalmente desenvolvido. Para proteger a saúde do bebê é fundamental esterilizar todos os utensílios de uso. A limpeza remove apenas os resíduos, enquanto a esterilização elimina bactérias e germes.

Lave os utensílios em água corrente com escovas próprias para higienização e sabão neutro. Enxágue-os muito bem. Após a lavagem, inicie o processo de esterilização, colocando todos os utensílios em uma panela com bastante água. Leve a panela ao fogo e, depois de levantada fervura, deixe a água ferver por dez minutos e desligue o fogo para não danificar os utensílios. Em seguida, retire-os da água, seque-os com um pano próprio para essa finalidade e guarde-os em recipiente limpo. Todo utensílio reutilizado deve ser novamente esterilizado.

A doação de leite materno

Consulte a Rede Brasileira de Bancos de Leite Humano[26]. O leite armazenado em bancos de leite humano é utilizado para atender bebês que não podem alimentar-se diretamente no seio materno, sejam eles prematuros ou doentes.

O Brasil possui uma das maiores redes de bancos de leite humano do mundo, totalizando 186 bancos no país todo. Alguns municípios oferecem a coleta domiciliar de leite. No banco de leite há um controle de qualidade rigoroso e todo leite é pasteurizado para eliminar bactérias e vírus[27].

A saúde da mulher é condição essencial para doar leite. Antes da possível coleta, a doadora precisa passar por uma avaliação clínica. Mães portadoras de doenças infecto-contagiosas não podem amamentar nem os próprios filhos, pois há o risco de contaminá-los. Também não podem doar leite mulheres que fumam, bebem ou tomam determinados medicamentos.

---

26. Veja mais informações em: http://www.fiocruz.br/redeblh.
27. Biblioteca Virtual em Saúde do Ministério da Saúde: www.saude.gov.br.

7

CUIDADOS COM O BEBÊ

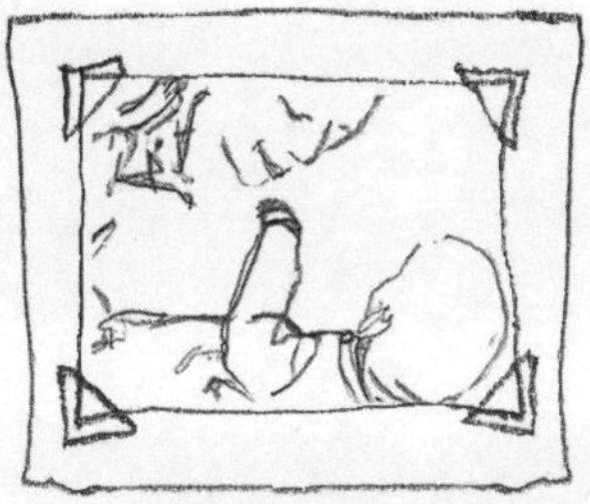

Há milhares de anos os animais cuidam das crias do mesmo jeito. Bichos de diferentes espécies já nascem sabendo o que fazer. Eles não precisam inventar. A gravidez não é suficiente para garantir a vida. Os bebês podem ser cuidados de diferentes modos, no entanto todos precisam de um adulto que deseje a sua vida, senão adoecem e morrem.

O médico e psicanalista austríaco René Spitz, radicado nos Estados Unidos, desenvolveu estudos experimentais sobre as trocas emocionais entre a criança e a mãe. Em pesquisa realizada em um orfanato americano na primeira metade do século XX, Spitz mostrou que os bebês alimentados no berço, sem contato físico, tinham um sensível atraso mental e uma progressiva debilitação física. Muitos adoeciam e morriam em função do "hospitalismo" – depressão resultante da situação de abandono afetivo. Por outro lado, bebês que cresciam em prisões femininas, perto das mães, apesar das condições de higiene precárias, eram mais saudáveis e apresentavam um bom desenvolvimento. O contato e a presença do outro garantem a saúde e a vida, concluiu o psicanalista[28].

Os pais, ou o adulto cuidador, transformam a dependência inicial de cuidados em uma necessidade de amor. Mesmo quando nos tornamos mais independentes, a necessidade de amor continua por toda a vida.

AMOR MATERNO: UM MITO?

Muitos pais acreditam que basta gerar um bebê para amá-lo. Essa crença não é verdadeira para todos os pais. O amor pelo filho precisa ser construído de pouquinho

28. Spitz, René A. *O primeiro ano de vida*. 3. ed. São Paulo: WMF Martins Fontes, 2004.

em pouquinho, no dia a dia com ele. Cuidar e educar é difícil e muito trabalhoso. Fazem parte da maternidade a raiva, a irritação, a decepção e a vontade de "devolver" o filho. Como se isso fosse possível!

Os pais se beneficiam quando têm a quem pedir ajuda para que tentem descansar e se distrair um pouco, para ter mais paciência com os filhos. Aqueles que acreditam que o amor materno é incondicional tendem a cobrar uma obediência semelhante dos filhos. No entanto, esse é um amor que nenhuma mãe é capaz de exercer o tempo todo. Longe do ideal, que pretende uma mãe melhor que a própria mãe ou um pai melhor que o próprio pai, muitos pais sentem-se culpados e incompetentes. Pais e mães acertam e erram. Repetem erros e acertos dos próprios pais e buscam novas possibilidades.

OS BEBÊS NASCEM COM UMA HISTÓRIA

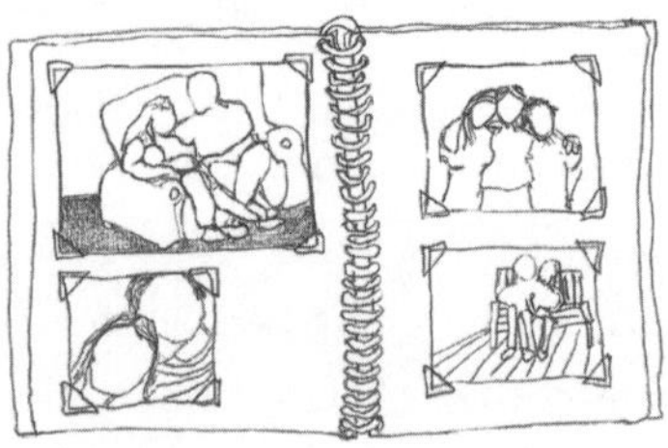

Quando nascem, os bebês são filhos, irmãos, netos, sobrinhos, primos, afilhados ou enteados. Aprende-se a ser mãe com a própria mãe, enquanto se é filha. Depois, a ser mãe com os próprios filhos, com cada filho. Aprende-se a ser pai com o próprio pai, enquanto se é filho. E, depois, a ser pai com os próprios filhos, com cada filho. Aprendemos a ser pai e mãe com os adultos que marcaram a nossa vida. Também aprendemos com os nossos pais o que NÃO deve ser feito com os filhos. No entanto, em maior ou menor medida, todos os pais erram e de alguma forma repetem erros cometidos pelos próprios progenitores. Dependendo da história de cada um dos pais, fica mais fácil ou mais difícil exercer a maternidade e a paternidade. A soma de competências entre o pai e a mãe permite que cada um fique atento às repetições do outro e ofereça alternativas em benefício da criança.

Era uma vez...

Os bebês nascem com muitas histórias. A história de cada um dos pais e aquela do encontro ou desencontro entre eles. O bebê que os pais imaginam na gravidez não é o bebê real, aquele que nasce e vai para o colo deles. Os recém-nascidos são sempre muito trabalhosos. Eles encantam e também decepcionam os pais. A forma como os bebês são cuidados e tratados é muito importante – e sempre é tempo de avaliar e melhorar.

O BEBÊ EM CASA

Nas primeiras semanas, há uma continuidade estafante entre os dias e as noites. As mães e os bebês choram e o pai, exausto, não fica imune. Demora alguns dias para que os pais consigam se revezar e descansar um pouco. Por isso mesmo, o pós-parto é a arte de descansar no intervalo das mamadas e dos cuidados com o bebê.

A maioria dos pais vive um sentimento de incompetência nas primeiras semanas de vida do bebê. Preocupação com a saúde do recém-nascido, falta de sono, alimentação irregular, insegurança e muito trabalho convivem com sentimentos de alegria e orgulho. Todos têm um palpite a oferecer e os pais se perguntam se estão no caminho certo. É importante ajudar a mãe a cuidar da casa e criar condições para que ela descanse enquanto o bebê estiver tranquilo.

"Quem é esse estranho entre nós?", perguntam os pais. Famílias com filhos maiores também se preocupam: "Como dar atenção a todos e como todos podem colaborar?"

A IMPORTÂNCIA DA ROTINA

O bebê não nasce pronto, ele cresce e desenvolve-se enquanto se relaciona com a mãe ou um adulto cuidador. Por esse motivo, é desejável que poucas pessoas cuidem do recém-nascido. No primeiro trimestre de vida ou "quarto trimestre de gestação" não existem bebês manhosos, todos precisam da presença sensível e contínua da mãe.

A disponibilidade dos pais ajuda o bebê a construir um sentimento de confiança no mundo. Quando sente algum desconforto e precisa esperar muito ou não é atendido, o bebê se desorganiza e fica desamparado. Daí a importância de exercer a livre demanda em relação ao aleitamento. Sem continuidade e alguma previsão, os bebês sentem-se muito inseguros.

O bebê precisa de tempo e de palavras da mãe para que, aos poucos, consiga esperar a resposta que tranquilizará sua sensação de desconforto. Aprender a esperar é uma conquista que acontece aos poucos e devagar ao longo da infância.

A rotina ajuda a tornar o mundo mais previsível para o bebê. Ele aprende a antecipar o que vai acontecer: alimento, sono, banho, higiene, colo e conversa. Ele aprende, por exemplo, que depois de mamar será colocado para arrotar e que quando escurece será colocado no berço.

A rotina da casa precisa ser preservada e o bebê aos poucos deverá ser incluído na vida e na dinâmica da família. É importante que a casa funcione, o horário das refeições seja mantido e as outras crianças tenham horário para dormir.

À medida que crescem, os bebês aprendem a esperar porque aprenderam a confiar que serão atendidos. As mães nem sempre conseguem responder com a rapidez que o bebê exige. Para lidar com a inevitável ausência da mãe quando esta precisa se voltar para outras necessidades e interesses, alguns bebês escolhem um objeto de apego a que se agarrar quando se sentem inseguros – um paninho, uma fronha ou um brinquedo –, e é fundamental que os pais acolham com naturalidade e respeito o objeto de apego da criança. Encontramos um bom exemplo na história em quadrinhos do Charlie Brown, do cartunista Charles Schulz: o inseparável cobertor do garoto Lino é quase uma extensão de seu corpo.

OS REFLEXOS DO BEBÊ

O bebê movimenta-se bastante no ventre materno. É um sinal que indica vitalidade. Os bebês começam a comunicar-se com o mundo pelos movimentos e as mães logo imaginam que terão um filho tranquilo, sapeca ou agitado. Todos os bebês nascem com reações corporais reflexas, automáticas, fundamentais para a sua sobrevivência e seu contato com o mundo. Alguns desses movimentos permanecem apenas por alguns meses e depois desaparecem, enquanto outros se transformam.

Reflexo de Moro: o bebê, deitado de costas, de repente estende os braços e as pernas para cima, como se estivesse assustado, para em seguida encolhê-los e chorar. Os adultos assustam-se com esses movimentos quase frenéticos e logo acolhem o bebê, na suposição de que esteja assustado. Esse reflexo diminui gradativamente até os 6 meses de vida.

Reflexo de sucção: de grande importância para a amamentação, ocorre até o terceiro mês de vida. Basta tocar os lábios do recém-nascido para que ele comece a sugar, com movimentos dos lábios e da língua em busca de contato, seja o dedo do pai ou o seio materno. O recém-nascido também vira o rosto em direção ao estímulo quando a área ao redor da sua boca é tocada. Em poucos meses os bebês passam a conhecer o mundo pela boca.

Reflexo palmar e plantar de preensão: basta colocar o dedo na palma da mão do bebê ou na sola de seus pés para que o bebê "agarre" o adulto. Tentar remover o dedo provoca maior pressão, ou seja, o bebê "gruda" no adulto. Ser agarrado por um bebê provoca uma sensação muito boa. Esse reflexo acontece até os 4 meses. Depois o bebê vai tentar pegar objetos, o corpo da mãe (o peito, o cabelo, a mão), o próprio corpo, panos e brinquedos.

O ESPAÇO FÍSICO DO BEBÊ

Os bebês sentem-se seguros quando estão instalados em seu ambiente, seja ele o colo da mãe e do pai, seja seu quarto ou sua casa. O espaço físico que acolhe um bebê precisa ser bem ventilado, ensolarado e sem umidade nas paredes. Evite forrar o chão com carpete ou tapete para evitar o acúmulo de pó, fungos e ácaros. Pinturas, vernizes e reformas devem ser realizados com antecedência para não irritar as vias respiratórias do bebê e da família. Evite produtos de limpeza com cheiro forte e jamais fume dentro de casa. Prefira os brinquedos emborrachados e lave-os periodicamente. Brinquedos de pano precisam ser lavados e colocados ao sol com frequência, assim como travesseiros, mantas e cobertores.

O SONO DO BEBÊ

Na vida intrauterina, o bebê dorme e acorda ao som do batimento cardíaco, da respiração e dos movimentos maternos. O recém-nascido, às vezes, precisa de certo embalo e da presença do adulto para adormecer. Ele dorme e acorda sem perceber a diferença entre o dia e a noite. Mesmo exercendo a livre demanda por aleitamento, não escureça o quarto durante o dia e evite luz forte, barulho e agitação à noite. Aos poucos o bebê começa a discriminar, sem a ajuda do adulto, seus horários de sono e de vigília.

Um sono profundo acalma e organiza o bebê. Dormir é muito importante para o desenvolvimento do recém-nascido, que dorme melhor se estiver bem alimentado, de fraldas limpas ou depois do banho. Existem bebês mais dorminhocos e aqueles que tiram vários cochilos ao longo do dia.

Os recém-nascidos, os bebês e as crianças pequenas precisam aprender a dormir sozinhos, mas solicitam a presença do adulto diante de qualquer desconforto. De noite, muitas vezes, bastam alguns minutos perto do bebê, com a mão em contato com o seu corpo, para acalmá-lo e fazê-lo adormecer. Tente deixá-lo no berço para evitar que espere ir para o colo sempre que acordar. Observe o bebê antes de pegá-lo no colo; às vezes, ele não está muito disposto a conversas ou brincadeiras. Os bebês também gostam de ficar quietos. Respeite-os.

Muito barulho, muita festa, muita conversa e diferentes colos deixam o bebê estressado, irritado, mais choroso e mais difícil de ser acalmado. Na medida do possível, o adulto precisa acalmar-se para que o sono do bebê flua e aconteça com naturalidade.

Em uma roda de pais, um casal queixava-se das noites maldormidas. O bebê tinha 4 meses. Como a mãe trabalhava em casa, vivia o conflito de não saber se trancava a porta do escritório ou permitia a entrada do bebê. Os espaços não estavam bem delimitados para ambos. Ela não conseguia se separar do bebê e, em reação a isso, ele solicitava a mãe dia e noite. O pai não conseguia intervir. Quando conversamos e a situação ficou mais clara para ambos, a criança começou a dormir.

Posição para dormir

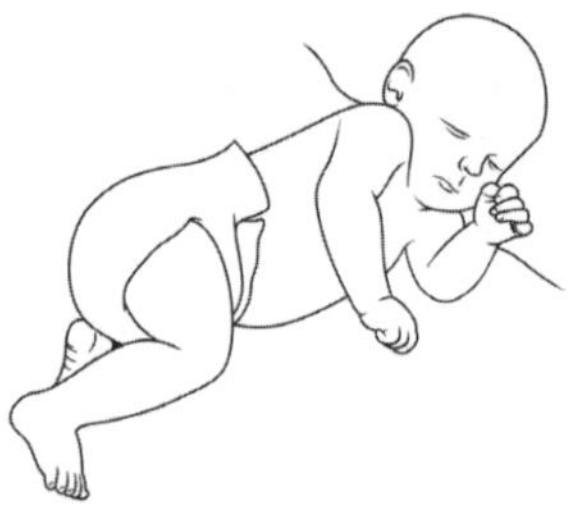

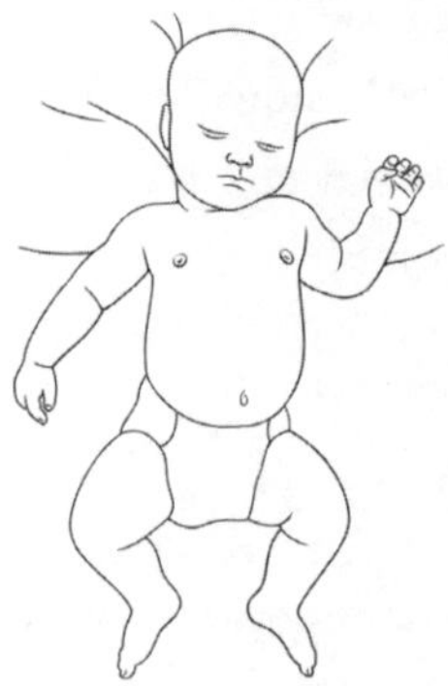

O recém-nascido precisa do adulto para mudar de posição e descobrir suas preferências. Até a década de 1990, os pediatras recomendavam que os bebês fossem colocados para dormir de bruços e sem travesseiro. Nessa posição o bebê se apoia nos braços, movimenta a cabeça livremente e mantém a mão próxima da boca.

A Sociedade Brasileira de Pediatria e outras do mundo todo recomendam hoje a posição de barriga para cima, em função de pesquisa que relaciona deixar o bebê de barriga para baixo com a morte súbita e sem causa aparente de bebês até os 6 meses de vida.[29] No entanto, essa recomendação não deixa de ser polêmica, uma vez que os bebês regurgitam com frequência e podem ficar sufocados com o leite que volta do estômago para a boca quando deitados nessa posição. Por esse motivo, recomenda-se uma pequena inclinação do berço.

Alguns bebês gostam de ficar deitados de lado (alternado) por algum tempo, com um travesseiro maior "calçando" suas costas para impedir que "tombem". Essa é uma posição segura, uma vez que o leite regurgitado pode escoar sem perigo de sufocamento. Observe as preferências do bebê e converse com o pediatra. No final do primeiro semestre, o bebê literalmente consegue se virar sozinho no berço.

Atenção: não use fitinhas e babados na roupa de cama e no berço da criança, pois isso pode fazer que ela engasgue ou até se sufoque.

---

29. Veja artigo sobre o assunto em: www.spp.org.br/sindrome.htm.

O CHORO DO BEBÊ

No começo, as mães não sabem do que o bebê precisa e o que podem fazer para acalmar seu choro. Quando o bebê chora, pergunte: "O que você quer?" Ele não saberá responder, mas fazendo essa pergunta ao mesmo tempo que observa o bebê a mãe começa a pensar em alternativas para apaziguá-lo. Enquanto o bebê vai sendo percebido pela mãe e ela tenta reagir ao seu choro e "acertar", o bebê percebe que consegue se comunicar com a mãe, ganha confiança e avança no seu desenvolvimento. O bebê pode se perceber e é percebido pela mãe como um parceiro ativo na comunicação com o mundo. A mãe tende a ficar menos ansiosa.

Diferentes reações maternas

As mães e os pais reagem de formas diferentes às solicitações do bebê.

Se o adulto acha que o bebê chora porque é manhoso, tende a ficar irritado, nervoso e muito bravo. Ansioso e assustado, o bebê passa a chorar mais ainda, gerando um círculo vicioso de ansiedade.

Se o adulto fica alarmado e agitado com o choro do bebê e oferece muitas alternativas ao mesmo tempo (leite, chupeta, cobertor, mudança de posição ou colo nervoso), o bebê se atrapalha e fica inseguro.

Se o adulto está mais tranquilo com o choro, a tristeza ou a irritação do bebê, talvez consiga ir construindo alternativas junto com ele. Os bebês não sabem exatamente o que os tranquilizam e as mães precisam inventar respostas.

Ficar a sós com um recém-nascido por horas a fio não é fácil. Assim como os adultos, às vezes os bebês precisam apenas chorar. Talvez seja um excesso de excitação que precisa ser descarregada, ou emoções e sensações internas não nomeadas pelos adultos. Acalme o ambiente e tente não se contagiar em demasia pelo choro.

Quando sentir irritação e cansaço excessivos, tente pedir ajuda ou saia para dar uma pequena volta. Deixe os afazeres da casa para depois e descanse enquanto o bebê dorme ou cochila para não ficar completamente esgotada. Quando sentir vontade, escute música suave.

Os bebês choram. O que fazer?

Paciência é a palavra de ordem. Leve a sério o choro do bebê e ofereça uma alternativa de cada vez. Observe a reação dele. Às vezes o adulto acertou, mas o bebê precisa de algum tempo para se acalmar. Em certos dias o bebê tem mais fome que em outros. Está mais chorão, mais irritado, mais calmo que em outros dias.

Falta de sono deixa qualquer um irritado: facilite o sono do bebê. Colo de mãe não vicia nos primeiros meses e os bebês gostam de ser ninados. Assim que possível, coloque-o no berço.

Uma posição desconfortável pode fazer o bebê chorar. Mude a posição do bebê para mamar ou dormir. Experimente e observe. Confira também o conforto da sua roupa.

Às vezes, os bebês não gostam de ficar sozinhos e se acalmam com o barulho da casa. Por outro lado, excesso de movimentação, barulho ou luz podem irritá-lo.

Faces muito avermelhadas indicam calor e, muito pálidas, frio. Ajuste a roupa à temperatura ambiente e ajude o bebê a sentir-se melhor.

Os bebês também não gostam de fraldas sujas. Troque suas fraldas e observe. Se achar necessário, dê um banho morno.

É comum a indisposição por vacina recente. Caso se forme um "calombo" na área da injeção, faça uma compressa morna. E não tente remover a "casquinha" que venha a se formar.

Desconfortos respiratórios e digestivos ou intestinais merecem uma consulta ao pediatra. O que fazer em caso de cólicas? Veja informações na p. 99.

Quando perceber que começa a ninar o bebê de forma agitada ou nervosa, talvez seja o caso de convocar o pai ou uma pessoa próxima para renovar o colo. **Atenção**: nunca chacoalhe o bebê, pois isso pode provocar graves problemas neurológicos.

Em algum momento converse baixinho com o bebê, conte como foi o seu dia. Muitas vezes, no entanto, os pais esgotam o seu *checklist* sem alcançar o resultado esperado. Talvez seja o caso de apenas ficar perto do bebê, ou então de tentar utilizar a chupeta. Observe, talvez o seu bebê seja daqueles mais sugadores que, em alguns momentos, só consegue se acalmar sugando. Experimente. Afinal, os bebês sentem o mundo pela boca.

O uso criterioso da chupeta

O aleitamento materno com intervalos pequenos, principalmente nas primeiras semanas, pode machucar os mamilos, cansar a mãe e não satisfazer a necessidade de sucção do bebê. É importante entender quando ele está com fome e quando precisa "chupetar" o peito da mãe. A chupeta é indicada para os bebês mais sugadores. É importante lembrar que alguns bebês já chupam o dedo no ventre materno.

Utilize uma chupeta pequena, ortodôntica, sem mel ou açúcar, para acalmar o bebê. No início, muitos recusam a chupeta, insista. Outros chuparão o dedo mesmo que você insista em oferecer a chupeta. Como está à mão, chupar o dedo é um hábito com o qual é mais difícil de lidar.

A chupeta precisa ser utilizada em momentos específicos para acalmar o bebê. Ela não deve ser usada como rolha, para calar o bebê. Não deixe várias chupetas penduradas à disposição do bebê e muito menos na boca dele, evitando assim a criação de um hábito indesejável. É o adulto que, criteriosamente, deve oferecer a chupeta.

Nos primeiros meses, cuide da higiene e da esterilização da chupeta. Troque-a se observar furos, odores ou mudança de consistência. Quando o bebê começa a colocar tudo na boca, basta lavar a chupeta.

HIGIENE, BANHO E TROCAS

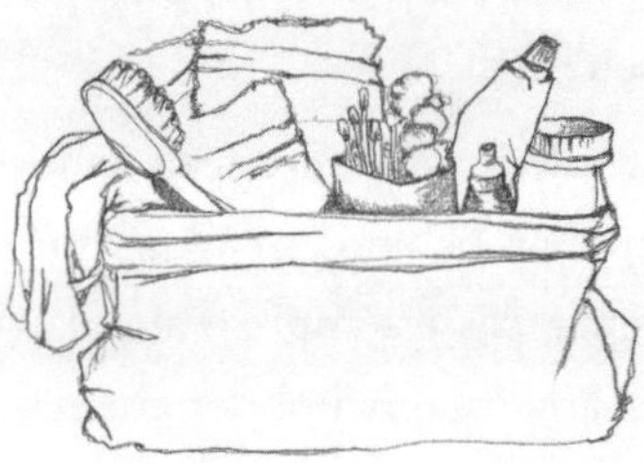

Os pais atrapalham-se nos primeiros banhos e trocas do bebê, mas em poucos dias ganham segurança e desenvoltura e começam a ter movimentos firmes e delicados.

Antes de iniciar uma troca ou um banho, tenha tudo sempre à mão para evitar que o bebê se resfrie. Se necessário, feche portas e janelas. Certifique-se de que a temperatura ambiente esteja agradável e verifique a temperatura da água. Com palavras simples, antecipe para o bebê os seus movimentos e o que vai fazer. O bebê se acalma ao ouvir palavras e o banho tende a ficar muito mais prazeroso.

No verão, o banho pode ser dado a qualquer hora do dia ou da noite. Prolongue a hora do banho massageando o corpo do bebê com movimentos suaves. No inverno, prefira as horas mais quentes do dia. Os bebês costumam ficar tranquilos e ter um sono mais longo depois do banho. É importante ressaltar que o recém-nascido pode tomar banho antes da queda do coto umbilical.

Desenvolvido por obstetras e parteiros holandeses, o banho de balde a partir dos 2 a 3 meses é bastante aconchegante e pode ser usado até os 7 a 8 meses. Existem baldes específicos, mais caros, mas também podem ser utilizados aqueles mais comuns.

Não use xampus, cremes, talcos, perfumes e lenços umedecidos, para não irritar as vias respiratórias, a pele e os olhos do bebê. Um sabonete neutro é suficiente.

Algumas dicas

A cabeça: casquinhas amarelas no couro cabeludo e nas sobrancelhas são comuns no primeiro semestre de vida. Não incomodam o bebê e não precisam ser totalmente removidas. Algumas horas antes do banho, aplique óleo de amêndoa doce na cabeça do bebê, esfregando suavemente com uma fralda de pano seca para remover excessos. A "moleira" fecha com cerca de 2 anos de idade e deve ser tratada com a mesma delicadeza que o resto da cabeça.

O nariz: todo recém-nascido tem uma obstrução nasal "fisiológica" que varia em intensidade. Caso incomode o sono ou a mamada, utilize apenas o soro fisiológico ou o descongestionante indicado pelo pediatra. Para remover as secreções mais espessas, use um cotonete com delicadeza. Às vezes, é necessário elevar a cabeceira do berço para aliviar a obstrução. Experimente.

Os ouvidos: muitas vezes o bebê chora porque não gosta que mexam nos seus ouvidos. A dor de ouvido vem acompanhada de outros sinais, como febre e inapetência. Em caso de dúvida, entre em contato com o seu médico.

Os genitais: meninas e meninos precisam ser manuseados com delicadeza na higiene diária. A cada manobra utilize um algodão limpo, embebido em água morna, até remover todos os resíduos. Na higiene da menina, passe sempre o algodão de cima para baixo, repetindo quantas vezes for necessária essa manobra para evitar a contaminação da uretra pelas fezes e o risco de infecções urinárias.

Na higiene dos meninos, levante a bolsa escrotal e passe sucessivos algodões limpos e embebidos em água morna. Com delicadeza, puxe o prepúcio para remover a secreção branca com a água do banho ou com um algodão embebido em água morna.

A curiosidade do bebê pelo próprio corpo e pelos órgãos genitais desperta logo que ele começa a coordenar as mãos. Não é uma "coisa feia" e não há nada de errado nisso.

As unhas: crescem rapidamente, devendo ser aparadas com frequência para que o bebê não se arranhe. Use uma tesoura pequena, de ponta curva. Se tiver receio de machucar o bebê, aproveite enquanto ele estiver dormindo, ou tente distraí-lo quando crescer um pouco.

O umbigo: veja o tópico "O bebê na sala de parto", p. 66.

Banho de sol: tomar sol é muito importante para a saúde. O recém-nascido saudável pode tomar sol logo nos primeiros dias de vida. Deixe o bebê com pouca roupa, se a temperatura estiver agradável. Em casa, deixe a janela aberta e tente evitar que o sol seja filtrado pelo vidro. Cuidado com o vento e com a claridade excessiva. O bebê pode tomar sol por cinco a dez minutos, antes das 9h ou depois das 16h.

Material necessário para os cuidados com o bebê

Itens para a higiene:

- Garrafa térmica com água morna e algodão em chumaços, para a troca de fraldas.
- Caixa de cotonetes. Não use cotonete para limpar a parte interna do ouvido.
- Solução secativa para cuidados do umbigo (solução de álcool a 70%).
- Sabonete neutro, de glicerina ou benjoim.
- Óleo de amêndoa doce e pomada protetora da pele (antiassadura).
- Tesoura de unha, sem ponta ou de ponta curva.
- Escova de cabelo de cerdas macias.
- 6 fraldas de pano brancas para enxugar o bebê nas trocas.
- 2 forros plásticos para o trocador e 3 forros de tecido macio para que o corpo do bebê não fique em contato com o plástico.

Enxoval para o bebê em casa:

- 6 a 12 conjuntos de macacão tamanho pequeno.
- 6 a 12 pares de meia.
- 6 a 12 culotes.
- 6 a 12 camisetas ou *bodies*.
- 4 lençóis de berço.
- 4 lençóis de carrinho.
- 6 a 12 toalhas de boca.
- 2 toalhas de banho felpudas.
- 2 toalhas com forro de tecido de fralda, para o banho.
- 2 cobertores de berço.

Outros itens importantes:

- Banheira.
- Lixeirinha com saco plástico descartável.
- Sacola com trocador.
- Bolsa de água quente pequena.

REGURGITAÇÃO E VÔMITOS

O recém-nascido tem uma digestão imatura. O leite facilmente volta à boca após a mamada ou quando mudam o bebê de posição. Provavelmente o pediatra não dará importância às regurgitações se o bebê estiver ganhando peso. O refluxo tende a regredir a partir dos 6 meses, quando o bebê consegue ter uma postura corporal mais ereta e começa a ingerir alimentos sólidos. Diferentemente da regurgitação, que pode inclusive advir do excesso de ansiedade materna, o vômito vem acompanhado de náusea, dor, ou contração muscular torácica.

O que fazer?

Não deite ou chacoalhe o bebê em seguida à mamada. Mantenha-o levemente reclinado no colo, por alguns minutos, para facilitar a digestão e evitar que o leite seja aspirado para as vias aéreas. Coloque o bebê para arrotar logo depois que ele mamar em cada peito. Os bebês alimentados com mamadeira engolem mais ar, portanto tendem a regurgitar com mais frequência. Garanta uma boa pega ou incline bem a mamadeira para evitar a ingestão excessiva de ar.

Não deixe o bebê sozinho quando ele está deitado de costas, pois ele pode sufocar com o leite regurgitado. Se necessário, incline o berço e deite o bebê sobre o lado direto ou de bruços.

Quando procurar ajuda

Nos últimos anos há uma tendência a medicar os bebês mais vomitadores. Há mesmo certa "epidemia" da doença do refluxo do recém-nascido, que muitas vezes leva à substituição do leite materno por leite em pó e à administração de diversos medicamentos. O refluxo gastroesofágico patológico pode provocar os seguintes sintomas: recusa alimentar, ganho de peso insuficiente, problemas respiratórios (falta de ar, tosse, pneumonias de repetição, chiado no peito, laringites, otites e sinusites), irritabilidade, choro excessivo e dificuldades de sono. Fique atento.

Quando o bebê começa a adoecer de forma repetitiva, quando sistematicamente não dorme, dorme demais ou chora de forma ininterrupta, ele sinaliza que algo não está bem e tende a esgotar o adulto. Essa é uma boa hora para rever a rotina com o pediatra e/ou conversar com um psicanalista.

EVACUAÇÃO E CÓLICAS

Nos dois primeiros dias, o recém-nascido elimina fezes escuras, gelatinosas, sem cheiro e com aparência de graxa. Trata-se do mecônio ou primeiro cocô do bebê, resultado da digestão do líquido da bolsa d'água na vida intrauterina. Aos poucos, o aleitamento materno deixa as fezes do bebê amarelas e semilíquidas, e a eliminação se dá em jatos.

Nas primeiras semanas, os bebês evacuam a cada mamada. Depois, começam a evacuar em intervalos maiores, estabelecendo um ritmo próprio. Os bebês podem ficar de dois a três dias sem evacuar e não sentir desconforto. Não há problema, pois o leite materno é de fácil digestão e não forma bolo fecal. Alguns bebês podem ter prisão de ventre mesmo em aleitamento materno: eles demoram mais para evacuar, precisam fazer força e podem sentir cólicas e irritabilidade. A mãe pode ajudar se der preferência a alimentos com fibras na própria alimentação.

As cólicas do primeiro trimestre

Nem todo choro do bebê é de fome ou de cólica. Quando sofre de cólicas, o bebê fica vermelho, sua e se contorce; encolhe as pernas e faz força como se fosse evacuar ou eliminar gases. Não há uma explicação definitiva para as cólicas dos bebês. Passageiras, elas podem se manifestar de diferentes formas, e ocorrer desde as primeiras semanas até no máximo quatro meses.

É difícil manter a calma quando um bebê chora e se contorce de dor. No entanto, é importante que os pais se revezem nos cuidados com a criança para evitar a formação de um círculo vicioso entre a sua tensão e as cólicas dela, que tendem a ser mais frequentes e intensas em ambientes tumultuados.

O que fazer?

Em algum momento, todos os pais perdem a calma quando escutam o choro agudo de um bebê com cólicas. Alguns recursos podem ser utilizados na tentativa de prevenir as cólicas ou de melhorar o desconforto do bebê.

Evite que o bebê ingira ar em excesso durante o aleitamento: garanta uma boa pega ou incline bem a mamadeira para evitar que o ar interno seja ingerido.

Calor e pressão no abdome aliviam as cólicas. Faça uma massagem com um pouco de óleo nas mãos ou use um paninho morno ou bolsa de água quente na barriga do bebê e coloque-o de bruços sobre os seus joelhos, procurando apoiar seu abdome. Outra opção é deitar-se e colocar o bebê sobre o seu peito.

Movimentos lentos de flexão e extensão com as pernas e movimentos circulares das mãos, no sentido anti-horário e em direção ao abdome, facilitam a liberação de gases e a eliminação de fezes.

Um chá morno de erva-doce, não adoçado, pode aliviar o bebê e consequentemente os pais.

A imaturidade das fibras nervosas do intestino impede a ação efetiva da medicação e pode intensificar as cólicas. Cuidado com o uso de remédios e jamais utilize supositório sem indicação médica.

Se o bebê continuar chorando, espere, junto com ele, até que mais essa crise cesse. A sua presença ainda é o melhor remédio.

ALGUMAS COMPETÊNCIAS DOS BEBÊS

De forma surpreendente e desde o nascimento, os bebês são parceiros ativos dos adultos de referência. Eles caminham gradativamente da dependência absoluta para a autonomia. Avançam, recuam e tornam a avançar. A capacidade de despertar a atenção do outro e o retorno desse interesse fazem o bebê se constituir como pessoa.

O sorriso: o recém-nascido faz careta, franze a testa, mexe a boca, faz bico, sorri e chora. O sorriso reflexo do recém-nascido fisga o adulto. Entre 6 e 8 semanas, o bebê expressa sua alegria ao ver a mãe e pessoas conhecidas. Quando sorri, ele confirma que reconhece seus pais e gosta de estar com eles. Quando sorriem para o bebê, ele percebe que é motivo de alegria. Os bebês reagem com um sorriso ao sorriso do adulto. Dos 2-3 meses até os 5-6 meses o bebê começa a conversar e mesmo a gargalhar. O sorriso sinaliza seu desenvolvimento social.

O olhar: enquanto mama, o bebê busca o olhar da mãe, que também olha para ele. Ele começa a se perceber no olhar da mãe. A criança sabe das coisas do mundo pelo olhar de seus pais. Observe quando o bebê procura o seu olhar e como ele reage quando falam com ele. O bebê acompanha com os olhos e a cabeça o movimento dos pais. Os bebês gostam de animais, outras crianças e objetos coloridos com movimento e som. O olhar sinaliza o interesse do bebê pelo mundo.
Procure a ajuda de um psicanalista se o bebê com 2 a 3 meses não consegue fixar o olhar, se evita e/ou se recusa a olhar para a mãe ou outras pessoas. Esses são sinais de risco no desenvolvimento emocional do bebê.

A voz: as modalidades do choro e sua interpretação por parte do adulto antecedem a fala. Sensíveis à musicalidade da voz humana, os bebês prestam atenção quando conversam com eles. Em pouco tempo, começam a emitir sons para reagir à musicalidade da voz materna e paterna. Depois, passam a balbuciar e até mesmo a gritar, reconhecendo e explorando a potência de sua voz. Eles já falam há muito tempo quando começam a repetir sílabas: tatatá, papapá...
Procure ajuda se o bebê chora em excesso, faz intervalos mínimos de sono e/ou não consegue dormir. Esses sinais exigem uma revisão do vínculo entre a mãe e o

bebê, uma vez que a presença e a palavra da mãe não conseguem acalmar e consolar o bebê. No entanto, antes uma criança que chora e grita do que aquela que não reclama e não emite vocalizações. Ambos precisam de uma intervenção psicológica.

Expressões: muito atentos às expressões faciais, os bebês logo aprendem a perceber a tristeza, o medo, a raiva e a surpresa do adulto. Quando possível, tranquilize-o em relação ao que está acontecendo: diga de forma simples que vai passar e que você vai resolver.

Silêncio: observe e respeite o bebê quando ele sinaliza que está cansado ou precisa ficar sozinho. Adultos que não gostam muito de ficar sozinhos ou em silêncio tendem a pensar que o mesmo acontece com os bebês e as crianças. Brinquedos, palavras, agitação, colos e estímulos em excesso podem ser tão ou mais prejudiciais que a falta de estímulos. **Atenção**: estímulos em excesso não são metabolizados pelo bebê, que fica agitado ou até mesmo deprimido. Eis o passo inicial para endossar certa epidemia que tende a medicar crianças com diagnóstico de hiperatividade e déficit de atenção.

Presença e ausência: dos 6-7 aos 8-9 meses, o bebê começa a perceber o mundo e a mãe que vai e volta, some e aparece. Ele não se lança mais em qualquer colo, aceita apenas o colo da mãe ou de pessoa próxima. Esse estranhamento é um bom sinal de desenvolvimento e saúde. Dos 8-9 meses até os 12 meses o bebê começa a engatinhar e a ganhar o mundo. Ele se afasta e volta correndo para o colo dos pais.

Locomoção: quando nasce, o bebê depende do adulto para mudar de posição; em poucos meses, consegue manter-se sentado mudando sua perspectiva do mundo (da posição horizontal para a vertical), começa a engatinhar e depois a andar. Aos poucos, ele percorre e conquista o mundo.

SINAIS DE ALERTA NO DESENVOLVIMENTO DO BEBÊ

Na grande maioria das vezes, é o pediatra que ouve as queixas maternas e observa o bebê. Avaliado no conjunto do seu crescimento e desenvolvimento, e desde as primeiras semanas, o bebê pode apresentar reações corporais e comportamentais que exigem uma pesquisa da rotina da família e até uma intervenção precoce por parte do psicanalista.

É importante que os pais não se deixem seduzir por intervenções medicamentosas que calam os sintomas do bebê. Usar remédio para acalmá-lo, por exemplo, traz como efeito colateral a destituição dos pais de seu lugar de pais. Ou seja, eles perdem a oportunidade de entender e superar o desconforto. Cabe ao psicanalista ajudar a família na leitura de comportamentos repetitivos do bebê que levam a mãe e o pai a sistematicamente ficar exaustos e preocupados.

PREVENÇÃO DE ACIDENTES

As crianças saudáveis são normalmente curiosas e quando começam a se movimentar gostam de explorar o corpo, a casa e o mundo. Os bebês saudáveis rolam, sentam, ficam em pé e se interessam por tudo que está à sua volta.

Os bebês e as crianças pequenas não têm noção de perigo. Acidentes em casa são a principal causa de morte entre crianças acima de 12 meses em todo mundo. Cabe ao adulto ficar atento. Educar os filhos desde cedo com gestos e palavras firmes e explicações breves é a melhor maneira de protegê-los.

Acidentes com fios e tomadas: cubra as tomadas elétricas e não deixe fios soltos na casa.

Afogamentos: os bebês podem se afogar em pouquíssima quantidade de água. Não deixe o bebê sozinho no banho. Cuidado com baldes, tanques e piscinas. E, quando a criança começar a andar pela casa, deixe a porta do banheiro fechada.

Aspiração do leite e sufocação: não coloque fitas e cordões no pescoço do bebê e evite excesso de roupas no berço. A maioria dos recém-nascidos não precisa de travesseiro, mas, se quiser usá-lo, prefira aqueles baixos e firmes. Travesseiros fofos podem sufocar o bebê. Quando o bebê dormir sozinho ou longe do adulto, deixe-o virado de lado, com um calço nas costas. Enquanto ele não conseguir se virar, não o deixe dormindo deitado de costas sem um adulto por perto. E jamais dê a mamadeira ao bebê quando ele estiver dormindo.

Ingestão de pequenos objetos: quando a criança já adquiriu capacidade de pegar objetos e levá-los à boca, não deixe objetos pequenos soltos na casa, como botões, alfinetes ou brinquedos que soltam pequenas peças.

Intoxicação: mantenha remédios e produtos de limpeza fora do alcance dos bebês e das crianças. Cuidado com plantas venenosas e ferrugem. Em caso de dúvida, leve a criança ao médico imediatamente.

Móveis e objetos pontiagudos: não deixe objetos pontiagudos, como tesouras e facas, no ambiente e, se possível, utilize protetor nos cantos de mesas ao alcance da criança.

Queda da cama ou do trocador: não deixe o bebê sozinho no trocador ou na cama, qualquer que seja a sua idade. E deixe fora do alcance da criança todos os itens usados nas trocas.

Queda do cadeirão ou de escadas: quando a criança começar a engatinhar, subir e descer, não a deixe sozinha. Coloque redes, grades ou trincos no acesso às escadas e janelas. Não use o andador. Ele a impede de construir uma necessária noção de corpo, movimento e espaço. O andador faz a criança perder a confiança no próprio corpo, além de impedir o exercício natural da musculatura das pernas.

Queimaduras: não deixe o bebê tomar sol depois das 10h ou antes das 16h, e mesmo assim exponha-o por apenas dez a 15 minutos nos primeiros meses. O sol pode provocar graves queimaduras. Antes do banho, experimente a temperatura da água com a parte interna do seu antebraço ou use um termômetro de banheira. Experimente a temperatura dos alimentos antes de oferecê-los à criança. Não coma ou carregue nada quente com o bebê no colo.

Transporte inadequado: no carro, nunca carregue bebês e crianças no colo. O risco de uma colisão sempre existe e o bebê poderá ser lançado se não estiver em segurança. Deixe a criança acomodada em cadeira com cinto de segurança de três pontos. O local mais seguro dentro do carro é o centro do banco traseiro. Existem inúmeros modelos de cadeirinhas; verifique se elas têm selo de certificação.

CALENDÁRIO DE VACINAS

A maioria das maternidades tem condições de aplicar as vacinas obrigatórias para o recém-nascido. Os pais podem decidir, em consulta pediátrica pré-natal, se as vacinas serão aplicadas na maternidade, no posto de saúde ou em consultório particular. Alguns pediatras recomendam não vacinar a criança no primeiro mês de vida para não interferir na formação da imunidade da criança.

Segundo o Programa Nacional de Imunizações do Ministério da Saúde, as vacinas obrigatórias podem ser encontradas nos postos de saúde, mas também são aplicadas em campanhas nacionais, e não custam nada. Nesses casos, é necessário apresentar apenas a carteirinha de vacinação da criança[30].

Veja a seguir a tabela de vacinação oficial do Ministério da Saúde no primeiro ano de vida da criança:

30. Veja mais informaçaoes em: http://portal.saude.gov.br.

IDADE	VACINA	DOSE
Ao nascer	Vacina BCG	Dose única
	Vacina hepatite B	1ª dose
1 mês	Vacina hepatite B	2ª dose
2 meses	Vacina tetravalente (difteria, tétano, pertussis e *hoemophilus*)	1ª dose
	Vacina oral poliomielite (VOP)	
	Vacina rotavírus humano (RORH)	
	Vacina pneumocócica 10	
3 meses	Vacina meningocócica C	1ª dose
4 meses	Vacina tetravalente (difteria, tétano, pertussis e *hoemophilus*)	2ª dose
	Vacina poliomielite (VOP)	
	Vacina rotavírus humano (RORH)	
	Vacina pneumocócica 10	
5 meses	Vacina meningocócica C	2ª dose
6 meses	Vacina hepatite B	3ª dose
	Vacina oral poliomielite (VOP)	
	Vacina tetravalente (difteria, tétano, pertussis e *hoemophilus*)	
	Vacina pneumocócica 10	
9 meses	Vacina febre amarela	Dose inicial
12 meses	Vacina tríplice viral (SCR) (sarampo, caxumba, rubéola)	1ª dose
	Vacina pneumocócica 10	Reforço

8

DIREITOS NA SAÚDE REPRODUTIVA

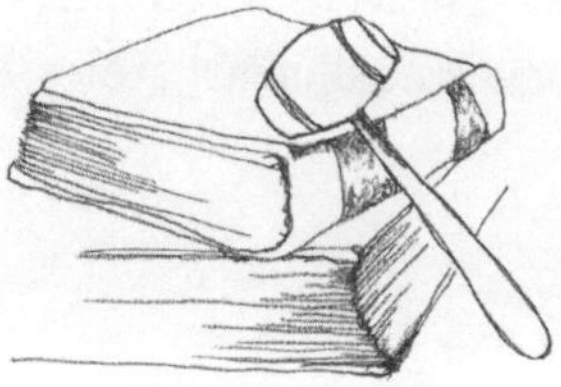

FAMÍLIA E DIREITOS HUMANOS

Diz o artigo XXV da Declaração Universal dos Direitos Humanos que

> toda pessoa tem direito a um padrão de vida capaz de assegurar a si e a sua família saúde e bem-estar, inclusive alimentação, vestuário, habitação, cuidados médicos e os serviços sociais indispensáveis, bem como direito à segurança em caso de desemprego, doença, invalidez, viuvez, velhice ou outros casos de perda involuntária dos meios de subsistência. A maternidade e a infância têm direito a cuidados e assistência especiais. Todas as crianças nascidas dentro ou fora do matrimônio gozarão da mesma proteção social.

DIREITOS EM ESPAÇOS PÚBLICOS E PRIVADOS

A gestante tem direito a não passar pela catraca do ônibus (embora pague a passagem) e é considerada passageira prioritária nos meios de transporte públicos.

A gestante tem prioridade de embarque em ônibus, metrô, trem e avião, bem como prioridade de atendimento nos guichês e caixas de instituições públicas e privadas.

Estudos indicam que a mulher tem mais possibilidade de ser agredida no ambiente doméstico quando está grávida. No caso de agressões físicas ou morais por parte de estranhos, do companheiro ou de familiares, procure a Delegacia da Mulher mais próxima.

DIREITOS TRABALHISTAS[31]

Direito à estabilidade de emprego: da concepção até cinco meses após o parto.

31. Veja mais informações em: www.jusbrasil.com.br/legislacao.

Declaração de comparecimento: emitida pelo serviço de saúde nas consultas ou nos exames de pré-natal. Com essa declaração, a gestante terá sua falta justificada no trabalho.

Licença maternidade: 120 dias de licença a partir do nascimento do bebê. Dirija-se ao INSS com sua carteira de identidade e carteira de trabalho (Lei n. 11.770/08). Por adesão ao programa "Empresa Cidadã", funcionárias de empresas privadas e servidoras públicas federais poderão ter dois meses adicionais de licença.

Licença paternidade: cinco dias consecutivos a partir do dia do nascimento do bebê.

Direitos da amamentação: a empresa precisa conceder dois descansos remunerados por dia, cada um de 30 minutos, a cada quatro horas trabalhadas, até os 6 meses de idade do bebê.

REGISTRO CIVIL DO BEBÊ[32]

Toda criança tem direito a um nome próprio escolhido pelos pais, assim como o sobrenome paterno ou de ambos, pai e mãe. A certidão de nascimento é o primeiro documento de identificação do novo cidadão brasileiro, que passa a ter direitos civis, políticos, econômicos e sociais. É emitida gratuitamente nos cartórios.

Se a criança nasceu na maternidade, os pais recebem uma Declaração de Nascido Vivo (DNV), que deverá ser levada para o cartório de registro civil mais próximo de sua residência. Confira se a maternidade tem convênio com o cartório, o que facilita a vida de todos. No caso de partos domiciliares, os pais podem ir direto ao cartório.

Se os pais da criança são casados, um dos dois precisa comparecer ao cartório com RG original, certidão de casamento e Declaração de Nascido Vivo (DNV), além de duas testemunhas maiores de 21 anos. Se não forem casados, um deles ou os dois precisam comparecer com RG original ou registro de nascimento, além de duas testemunhas maiores de 21 anos. Nesse caso, o pai constará no registro civil de nascimento se declarar paternidade ou autorizá-la por escrito.

DIREITO À ASSISTÊNCIA HUMANIZADA[33]

O Programa de Humanização no Pré-Natal e Nascimento (PHPN) do governo federal tem princípios que nem sempre são exercidos. Sua reprodução nesta obra visa a que cada cidadão seja um guardião das promessas públicas.

32. Veja mais informações em: www.brasil.gov.br/sobre/cidadania/documentacao/certidao-de-nascimento.

33. Para saber mais, consulte: www.datasus.gov.br/sisprenatal/SPN_PHPN.htm.

- Toda gestante tem o direito a atendimento digno e de qualidade no decorrer da gestação, do parto e do puerpério.
- Toda gestante tem o direito de conhecer e ter assegurado o acesso à maternidade em que será atendida no momento do parto.
- Toda gestante tem direito à assistência ao parto e ao puerpério que seja realizada de forma humanizada e segura, de acordo com os princípios gerais e condições estabelecidas pelo conhecimento médico.
- Todo recém-nascido tem direito à assistência neonatal de forma humanizada e segura.

CONCLUINDO

A clínica psicanalítica e o trabalho com grupos, no pré-natal e no pós-natal, permitem uma aproximação sensível com as questões do nosso tempo, como o encontro e o desencontro amoroso, a anticoncepção e a reprodução, a gênese da família e os lugares do materno e do paterno, a assistência à saúde primária, a intervenção na perinatalidade, a inserção no mundo do trabalho, a educação e os direitos à cidadania.

No entanto, sempre caberá a pergunta: por que os pais querem ter filhos?

O bebê, antes entendido como uma tábula rasa sobre a qual a educação e a cultura deveriam forjar suas marcas, passa a ser visto, no final do século XX, como um parceiro ativo em interação com o mundo. Um mundo que começa em casa: a mãe, o pai, os avós e os irmãos.

Se há unanimidade quanto à importância de um ambiente afetivo e sensível às necessidades e competências do bebê, cabe aos pais a sabedoria de selecionar informações, estímulos e ambientes. Cabe aos pais o essencial. Os contornos iniciais da maternagem e da "paternagem", no entanto, apenas começam na gestação. Há um longo caminho a percorrer. Um caminho que passa pelo corpo, pela sexualidade e pela perspectiva de inclusão do outro.

Espero que este livro colabore com a difícil arte de cuidar e de educar e constitua instrumento de trabalho complementar no atendimento à perinatalidade realizado pelos centros de saúde e de educação infantil, sejam eles públicos e privados.

SUGESTÕES DE LEITURA

Livros

BARBAUT, Jacques. *O nascimento através dos tempos e dos povos*. Lisboa: Terramar, 1991.

BARROS, Sylvio Renan Monteiro de. *Seu bebê em perguntas e respostas – Do nascimento aos 12 meses*. São Paulo: MG Editores, 2008.

BERTHERAT, Marie; BERTHERAT, Thérèse; BRUNG, Paule. *Quando o corpo consente*. São Paulo: Martins Fontes, 1997.

BERTHERAT, Thérèse; BERNSTEIN, Carol. *O corpo tem suas razões – Antiginástica e consciência de si*. 21. ed. São Paulo: WMF Martins Fontes, 2010.

CSILLAG, Claudio; SACCOMANDI, Humberto. *Manual do grávido*. São Paulo: Publifolha, 2003.

LEBOYER, Frederick. *Nascer sorrindo*. São Paulo: Brasiliense, 1979.

_______. *Shantala, uma arte tradicional – Massagem para bebês*. 8. ed. São Paulo: Ground, 2009.

DOLTO, Françoise. *Os caminhos da educação*. São Paulo: Martins, 1998.

_______. *As etapas decisivas da infância*. 2. ed. São Paulo: Martins, 2007.

FREDERICO NETO, Francisco. *Pediatria ao alcance dos pais – Compreender o seu filho é o melhor remédio*. 2. ed. Rio de Janeiro: Imago, 2001.

MILLER, Lisa. *Compreendendo seu bebê*. Rio de Janeiro: Imago, 1992 (Série Clínica Tavistock).

RAMOS, Magdalena; POSTERNAK, Leonardo. *E agora, o que fazer? A difícil arte de criar os filhos*. 2. ed. São Paulo: Ágora, 2004.

RATTNER, Daphne; TRENCH, Belkis (orgs.). *Humanizando nascimentos e partos*. São Paulo: Senac, 2005.

SPITZ, René A. *O primeiro ano de vida*. 3. ed. São Paulo: WMF Martins Fontes, 2004.

STEINER, Deborah. *Compreendendo seu filho de 1 ano*. Rio de Janeiro: Imago, 1992 (Série Clínica Tavistock).

WINNICOTT, Donald W. *Conversando com os pais*. 2. ed. São Paulo: Martins, 1999.

Sites/blogs

Blog do Pediatra, do dr. Sylvio Renan Monteiro de Barros.
Site: http://blogdopediatra.blog.uol.com.br.

Educar é a questão, blog das psicanalistas Helena Grinover e Marcia Arantes.
Site: http://vivazpsicologia.blogspot.com.

Rede pela Humanização do Parto e Nascimento (Rehuna)
Site: www.rehuna.org.br.

Grupo de Apoio à Maternidade e Paternidade (Gamp)
Site: www.gampcursos.com.br

Dr. Wagner Hernandez – Gravidez de gêmeos
Site: www.wagnerhernandez.com.br/index.html

Filmes

Babies: The adventure of a lifetime begins...
http://www.youtube.com/watch?v=1vupEpNjCuY

ÍNDICE REMISSIVO

AGRADECIMENTOS

Não se faz um trabalho sem a colaboração de muitos. Este livro não seria possível sem a parceria dos profissionais do Grupo de Apoio à Maternidade e Paternidade (Gamp): Daniel Klotzel e Maria Cecília Santa Cruz (obstetras), Doris Saad Ammann (enfermeira obstetra), Francisco Frederico Neto e Maricy Donato (pediatras). Juntos e ao longo dos anos buscamos a melhor maneira de integrar a abordagem médica e a psicológica no atendimento ao pré e pós-natal, assim como à primeira infância. O trabalho e a amizade enriquecem a clínica cotidiana de cada especialidade.

O programa piloto "Vira, vira, virou...", realizado com profissionais da saúde e a população atendida pelo Movimento Comunitário Estrela Nova, não seria possível sem a confiança generosa de Hermínia Schoenmaker (Emi) e Thereza Sophia Hantzchel (Tessy). Concebido com a psicanalista Eva Wongtschowski, o trabalho reiterou a necessidade desta publicação. Membros do Departamento de Psicanálise do Instituto Sedes Sapientiae, nós implantamos a parceria deste com a área materno-infantil do Programa Einstein na Comunidade de Paraisópolis.

Quero agradecer particularmente à Eva, pela leitura minuciosa e precisa quando este livro não passava de frases semiarticuladas, e à também psicanalista Rita Cardeal pela aposta, quando eu mal apostava.

A Clarice Gorenstein, pela orientação. Com Clarice e Antonio Roberto Pereira Leite de Albuquerque aprendi a apreciar a arte da orientação acadêmica. Apenas uma proximidade pessoal permitiria que pesquisadores em psicofarmacologia e inteligência artificial habitassem os bastidores deste livro.

A Sylvia Mielnik, que me apresentou a Soraia Bini Cury quando eu começava a não acreditar nesta publicação. Sylvia e Nelson Mielnik são craques em artes gráficas e nutrem um raro senso de amizade. Soraia, uma editora respeitosa e perspicaz.

Sou grata ainda a Helena Grinover, com quem formalizamos o atendimento a grupos de pais em creche. Helena e Marcia Arantes, psicanalistas, escrevem semanalmente sobre psicanálise e educação. Nossas conversas são sempre férteis.

À psicóloga Ligia Miranda Azevedo, que me convidou para os grupos de sala de espera em Unidades Básicas de Saúde. À fonoaudióloga Silvia Maria Oller do Nascimento Marchi, especialista em aleitamento materno segundo as normas do Ministério da Saúde. A Maria Lúcia Amorim (psicanalista), Anna Hefez de Paiva (obstetra) e Liliana Arcuschin (pediatra), pela competência sensível. A Flavia Mielnik, pelas ilustrações artísticas e a Caroline Falcetti, pelas ilustrações técnicas. E a Maria Auxiliadora Cavalcante Vidigal de Souza (Pituca), amiga e parceira de consultório, com quem sempre estou aprendendo.

A Rosely Pennacchi, pela experiência sensível do pensamento.

A Paulo Fernando, parceiro da juventude, pelos filhos que temos. Artista plástico, é autor, entre outros, da comovente história gráfica *Grafilho*, sobre a origem do universo.

A Rosie Mehoudar, com quem desfruto o legado de nossos pais. Rosie nutre paixão pela escrita e por manuscritos de todos os tempos. Vai da admirável pesquisa dos textos mallarmaicos a simples esboços que, em suas mãos, tornam-se uma expressão ampliada da intenção intuída do autor-aluno.

Na sabedoria de seus 90 anos, Maria Lucia Pereira Leite de Albuquerque carinhosamente me cobrava, a cada almoço, o andamento do meu livro. Tive o privilégio de ouvir seus depoimentos sobre a vida em Angola e seus partos. Com pronúncia lusitana e solidária às mulheres, não apenas de seu tempo, ainda repete a quem queira ouvir: "Faça quem o fizer, quem o paga é a mulher..."

A Antonio, nascido na colônia portuguesa, parceiro e incentivador de tudo aquilo que me move. E a todos aqueles com quem aprendi e continuo aprendendo a cotidiana construção do materno e do paterno.

Quero ainda agradecer a meus filhos Fernando e João, por me lançarem e muitas vezes me "partejar" em direção ao futuro.

Muito obrigada a todos.

Anna Mehoudar

leia também

SEU BEBÊ EM PERGUNTAS E RESPOSTAS

Do nascimento aos 12 meses

Sylvio Renan Monteiro de Barros

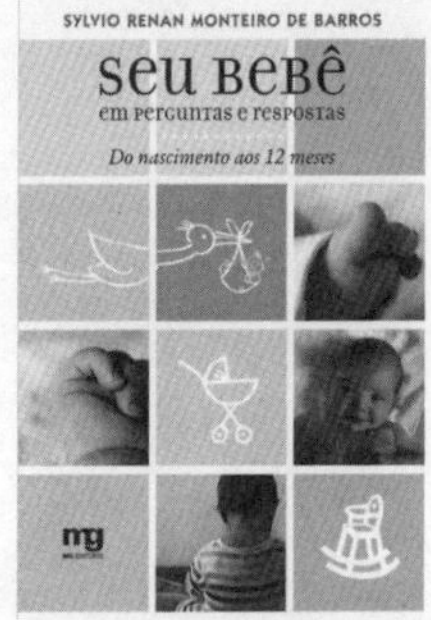

Obra que reúne informações imprescindíveis para mães e pais de primeira viagem. Mas não se trata de um compêndio técnico sobre o "bebê-padrão", e sim de um livro que aborda casos específicos atendidos pelo autor ao longo de três décadas de pediatria. Dividido em trimestres, traz perguntas e respostas sobre desenvolvimento físico e psicológico, alimentação, sono, comportamento, estímulos e cuidados com o bebê.

REF. 50054 ISBN 978-85-7255-054-3

GESTOS DE CUIDADO, GESTOS DE AMOR

Orientações sobre o desenvolvimento do bebê

André Trindade

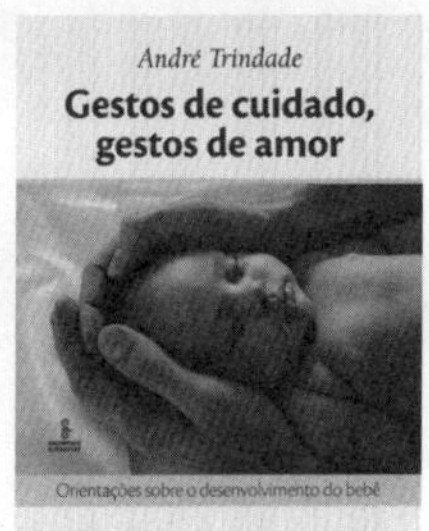

Cuidar de um bebê demanda mais que amor e instinto: exige precisão. Este livro encantador ensina pais, mães, professores e cuidadores em geral a lidar com bebês de maneira correta nas mais diversas situações: o banho, a amamentação, a massagem, o sono e muito mais. Belamente ilustrado e impresso em 4 cores, aborda ainda o desenvolvimento motor e cerebral das crianças desde o nascimento até os 3 anos.

REF. 10378 ISBN 978-85-323-0378-3

E AGORA, O QUE FAZER?

A difícil arte de criar os filhos

Magdalena Ramos e Leonardo Posternak

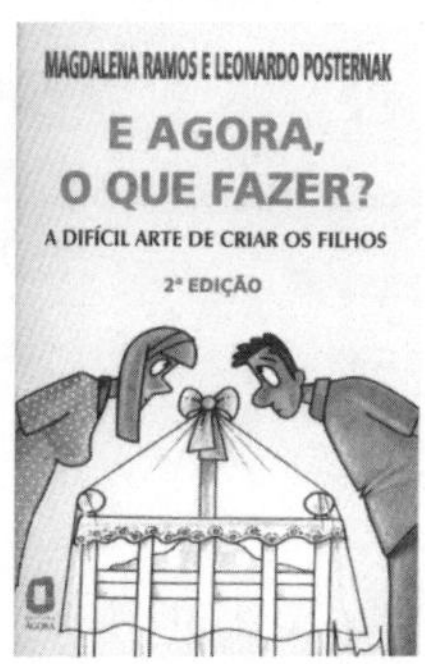

O livro, escrito por uma psicóloga e um pediatra, orienta os pais com relação ao bom desenvolvimento físico e psíquico de uma criança, desde a fase da gravidez até os 3 anos de idade. Aponta as possíveis crises e dificuldades de cada fase sugerindo formas de lidar com elas com bom senso, para que a família possa ser um saudável local de conflitos e afetos.

REF. 20887 ISBN 85-7183-887-9

O BEBÊ E A COORDENAÇÃO MOTORA

Os gestos apropriados para lidar com a criança

Marie-Madeleine Béziers e Yva Hunsinger

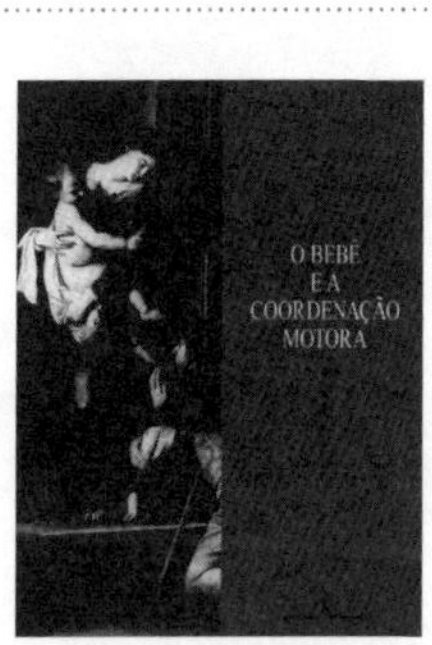

Os pais devem ser informados de que os movimentos feitos pelos bebês não são fortuitos nem desordenados e pertencem a um sistema muito complexo. A proposta deste livro é estudar a base do que se denomina "coordenação motora", a qual se delineia no início da vida dos seres humanos e marcará todo o seu desenvolvimento ulterior.

REF. 10387 ISBN 978-85-323-0387-5

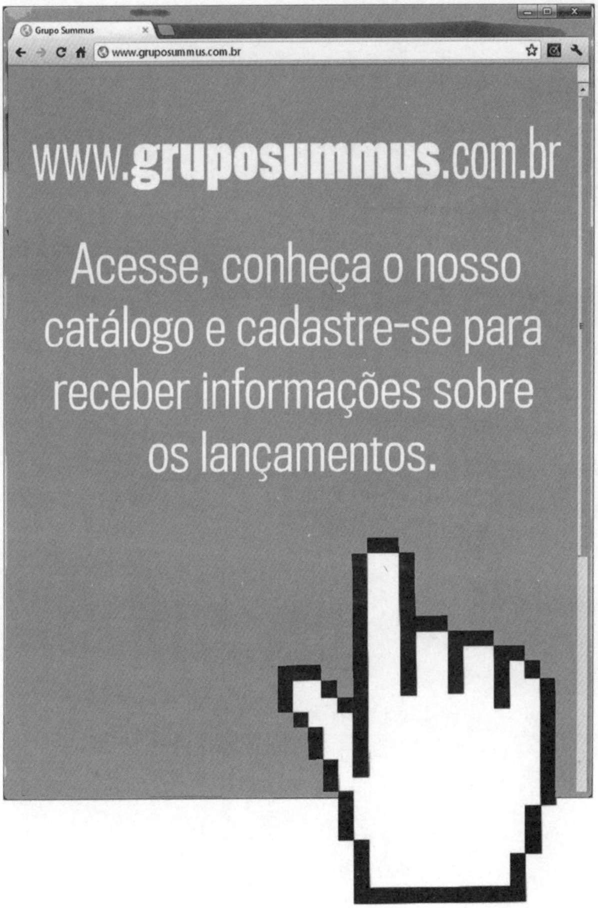
Grupo Summus
www.gruposummus.com.br
www.gruposummus.com.br
Acesse, conheça o nosso catálogo e cadastre-se para receber informações sobre os lançamentos.

www.gruposummus.com.br

IMPRESSO NA GRÁFICA sumago
sumago gráfica editorial ltda
rua itauna, 789 vila maria
02111-031 são paulo sp
tel e fax 11 2955 5636
sumago@sumago.com.br